正しく食べて
健康に生きよう

菅沼安嬉子
菅沼三田診療所副院長

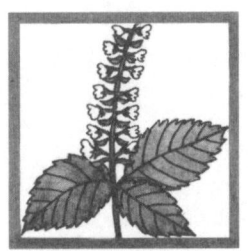

慶應義塾大学出版会

はじめに

　私が子どものころは戦後でしたが，だんだん，食べ物も豊かになってきた時代です。お小遣いをもらうとお菓子を買いに行きました。
　そのころは，真っ赤な色や，青い色の飴玉を私は何の疑問も持たずになめていましたし，食べ物の内容にあまり関心を持たず，出たものを何でも食べていた状態でした。それは医学部に入っても変わりませんでした。
　ところが結婚して子どもができて，すっかり考えが変わりました。子どもを無事に育て上げなくてはとの思いが強くなり，それは夫も同じ思いでしたので，東京から郊外に引っ越しました。
　夫と2人の診療所まで1時間もかかりましたが，周囲は緑が多く，オタマジャクシやドジョウがいて，子どもたちは虫を追いかけて遊んでいました。畑を借りて，仲良くなったお百姓さんに種をまいてもらって，無農薬の野菜を家族に食べてもらいました。
　買物は私の母が行きましたが，裏の表示をよく見て，添加物の無いものを買ってきてもらいました。「買い物に1時間もかかる」と言われましたが，協力してくれました。
　ケーキやアイスクリーム，クッキーなど，子どもの食べるものは全部手作りです。あまり上手ではありませんでしたけれど，子どもたちは大喜びでした。うどんを打ち，パンを焼き，子どもたちにもやらせました。たまに家でご馳走するお客は，ベテランの主婦ではなく医者が作るというのでびっくりしてくれて，喜んで食べてくれました。
　2度目に引っ越した家では井戸を掘り，検査をして飲みました。
　子どもたちにはインスタント物を食べさせなかったのですが，息子が高校生になった頃，インスタントラーメンを食べてみたいというの

で，買ってきて作らせたら，作り方を知らずふたを開けてそのままお湯を入れ，「袋が浮いているよ」と言ったくらいです。

しかしその息子が外科医になって地方の病院に出張したとき，手術が終わり，患者さんが落ち着くのが夜遅いので，「お店は全部閉まっていて，医局のインスタントラーメンを毎晩食べている」というのでがっかりしたものです。

夫の家系は，糖尿病と高血圧，私はがん家系なので，生活習慣病予防も内科医として力を入れました。結婚以来，お産の前後を除いて夫と私のお弁当作りを欠かしません。

1985年から15年間，母校の慶應義塾女子高等学校で『保健』の授業を担当させてもらい，有能な生徒たちと楽しい時間を過ごしました。『保健』には環境問題も入っているので，生徒に課題を選ばせてレポートを書かせ，成績に入れました。診療と主婦の仕事の合間に採点をしてすごく忙しかったのですが，生徒たちは健康問題に私より早く目覚めてくれて，「子どもを育てるときに頑張る」と言ってくれました。私も共に勉強して様々なことを学び，有意義な15年でした。

その後，慶應義塾大学看護医療学部で，臨床栄養学（病態と栄養）を7年間担当しました。高校の教員免許を取るために通った日本女子大学の食物学科で学んだ栄養学と，看護に役立つ食事療法の知識と病態を教えました。

この本は，内科医として，主婦として，母として，教師として，私が積み重ねてきた知識のまとめです。

時代が変わると環境も，医学のレベルも変わりますが，私が40年間，家族を健康に過ごさせることができたので，読者の皆様にも参考にしていただけるのではないかと思います。読んでみてください。

菅沼安嬉子

目次

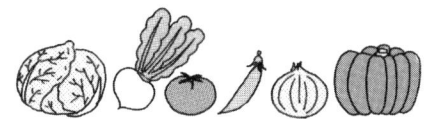

はじめに

I章　生活習慣病と食べ物の関係　　1

- **1**　製薬業界が躍起になるほど多い高血圧症　　2
- **2**　高血圧で傷ついた血管に悪玉コレステロール　　13
- **3**　破竹の勢いで増えている糖尿病　　22
- **4**　メタボリックドミノを止めよう　　34
- **5**　痛風は帝王の病気です　　44
- **6**　腎炎，痛風，糖尿病性腎症の終着駅は腎透析　　51
- **7**　寝たきり原因第2位の骨粗鬆症予防は10代，20代の食事から　　57
- **8**　がんも食事で予防を考える時代　　67

II章　消化器病と食べ物の関係　　85

- **1**　ピロリ菌が関わる胃潰瘍と胃食道逆流症　　87
- **2**　アルコールの標的は食道，肝臓，そして膵臓　　96

- 3 どちらも困る便秘と下痢　110
- 4 外敵からも身を守りましょう——食中毒と寄生虫　118

III章　食事が関係する血液の病気　133

- 1 人生を生きていく上で一番効率の悪い状態が貧血　135
- 2 アレルギーは血液の病気？　144

IV章　アンチエイジングはみんなの夢　159

- 1 アンチエイジング医学を勉強して若さを保とう　160
- 2 サプリメントは有効か？　175

V章　環境汚染も考えた食生活　191

- 1 農薬，環境汚染物質も考えた食生活　192
- 2 命の水の危険　197
- 3 野菜，穀類には農薬の恐怖　202
- 4 家畜は意外と薬品漬け　208
- 5 魚は最終汚染物質　213
- 6 食品添加物　219

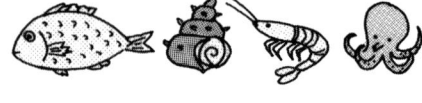

まとめ　現代『食の養生訓』　227

> **コーナー ● 忘れられない患者さん**
>
> | | | |
> |---|---|---|
> | 1 | 痛恨の死 | 82 |
> | 2 | アルコール依存症の末路 | 130 |
> | 3 | ストレスで難治性蕁麻疹 | 157 |
> | 4 | 究極のアンチエイジング | 188 |
> | 5 | 奇跡の生還 | 224 |

巻末資料　　資料1：栄養素について　236

　　　　　　　資料2：食べ物と薬の飲み合わせで注意が必要なもの　240

　　　　　　　資料3：食品に使われている食品添加物と害　248

あとがき　251

参考文献　253

索　引　259

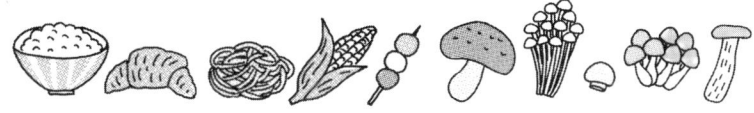

Ⅰ
生活習慣病と食べ物の関係

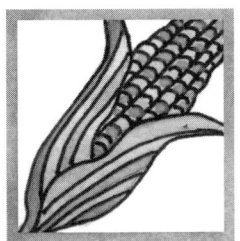

1 製薬業界が躍起になるほど多い高血圧症

　世界中の名だたる製薬会社は，高血圧の薬の開発に余念がありません。もうたくさんの降圧薬が世に出ているのに医者に新しい薬を買ってもらおうと病院や診療所に日参しています。

　なぜそこまで躍起になるのかというと，血圧の高い人がすごく多いからに他ありません。日本でも，2014年で，高血圧の患者さんは4,300万人。内科系ではダントツ1位です。

　昔は，高血圧による脳出血が多かった日本ですが，いまは脳梗塞による発作で寝たきりや半身不随に苦しむ人が多くなっています。同じ高血圧なのになぜ，病気が変わってきたのでしょうか。それは戦後の日本人の食事内容の変化に起因しています。

　血圧の高い人は医者にかかると一様に「塩分を控えなさいよ」といわれます。「もう聞き飽きた」という人も，なぜ塩分がいけないのか本当に理解している人は少ないと思います。

　サイレントキラーといわれる高血圧と食事の関係についてご説明しましょう。

● **高血圧症の種類** ●

　原因を調べてもよくわからないが血圧が上がってくる「本態性高血

1-1　高血圧の種類

1）本態性高血圧
2）二次性高血圧
　ⅰ）内分泌性────下垂体：クッシング病
　　　　　　　　　甲状腺：バセドー病
　　　　　　　　　副腎皮質：原発性アルドステロン症
　　　　　　　　　　　　　　クッシング症候群
　　　　　　　　　副腎髄質：褐色細胞腫
　ⅱ）神経性──────脳腫瘍，脳外傷，脳炎
　ⅲ）心・血管系────大動脈：大動脈炎症候群
　ⅳ）腎血管性─────腎動脈硬化症，狭窄
　ⅴ）腎実質性─────糸球体腎炎
　　　　　　　　　　腎盂腎炎
　　　　　　　　　　嚢胞腎

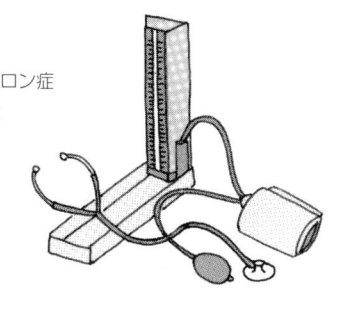

圧症」。これは遺伝の関与が大きくて，親や祖父母，兄弟に高血圧の人がいると「やっぱり」といわれます。

　親の好みで塩分が多い食事で育ったために血圧が上がる，というのも一理ありますが，塩分のナトリウムで血圧が高くなる遺伝子は発見されており，それを持っている人を「食塩感受性者」といいます。そのような人は塩分をたくさん摂取すると血圧が上がるので，食塩をうんと控え目にしなくてはなりません。しかし濃い味に慣れた人には薄味は苦痛なので，離乳食のときから薄味で育てなくてはいけないことになります。

　「二次性高血圧」は，体のどこかに血圧を上げる原因が潜んでいて高血圧になるものなので，原因を探し出して除去すれば血圧は下がってきます。医者はまず，高血圧の人を診察するときは，二次性の高血圧症ではないかと様々な検査をして，異常がないと本態性高血圧症と診断します。それが高血圧患者の85％なのです。本当は薬より，まず塩分制限のほうがいいことになります。

1-2　高血圧治療ガイドライン2014

	診察室血圧	家庭血圧
若年者・中年者	140/90mmHg 未満	135/85mmHg 未満
高齢者	140/90mmHg 未満	135/85mmHg 未満
後期高齢者	150/90mmHg 未満	145/85mmHg 未満（目安）
糖尿病患者 腎障害患者 心筋梗塞後患者	130/80mmHg 未満	125/75mmHg 未満
脳血管障害患者	140/90mmHg 未満	135/85mmHg 未満

日本高血圧学会高血圧治療ガイドライン作成委員会資料より抜粋
2017年米国心臓病学会ガイドラインでは，130/80以上を高血圧とした
高血圧ガイドラインは，よく変更される

● 高血圧がサイレントキラーといわれるわけ ●●

　血圧が高くなると，その圧力によって脳の血管が切れて脳出血になることは，すぐ納得できます。しかし，サイレントキラー（静かなる殺人者）とはどういうことでしょうか。長い年月のうちに，じわじわと寿命を縮めていくというのです。

　血圧が上がると，血管の中では血液が土石流のように流れるといわれています。いまはマイクロファイバースコープが発達していて，動物実験で観察できます。石ころが流れているわけではないのですが，赤血球，白血球，血小板という細胞が，勢いよく流れていくと，血管の内側にミクロの傷がつくというのです。

　血管の壁にミクロの傷がつくとギザギザになるので，そこに悪玉コレステロールがついて，動脈硬化が始まります。プラークといわれる変性コレステロールを食べたマクロファージの塊が高い血圧による強い血流に流されると，末梢の血管で詰まり，脳では脳梗塞，心臓では心筋梗塞となるのです。

　ベトナム戦争で戦ったアメリカ兵は，強いストレスから20歳代で，心筋梗塞を起こしたという報告がありますが，通常は動脈硬化が始

1-3　心臓の働き

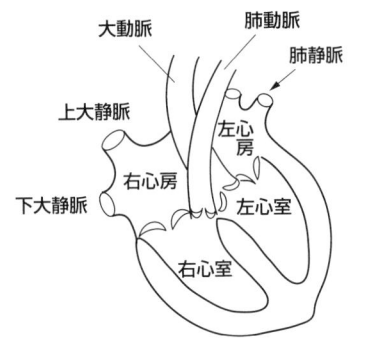

心臓には4つの部屋があり，左右の心房と左右の心室からなり「右心房」「左心房」「右心室」「左心室」と呼ばれている。
左右の心房が同時に収縮して血液を心室に流し，次に左右の心室が同時に収縮して大動脈と肺動脈に血液を押し出している。

まる40歳頃から，動脈の内側にプラークができ始め，じわじわと血圧が上がってくると，脳梗塞や心筋梗塞の発作に見舞われるということで，静かなる殺人者の異名がつきました。

血圧が上がってくると，心臓は血管の圧力に抗して血液を送らなくてはならないので，一生懸命収縮します。心臓は筋肉の塊なので，運動して体の筋肉が隆々となるのと同様に，心筋も厚くなってきます。

しかし，1分間70回収縮するとして，1日に約10万回。365日休みなく働き，60歳までに22億回も収縮するので，血圧の高い人は低い人と比べると物凄いオーバーワークになることは目に見えています。だんだんに心臓がバテてしまい心肥大から心不全となっていくのです。

大動脈も強い圧力で膨らんでくると，大動脈瘤が形成されます。これは風船と同じく，膨らむほど壁は薄くなりますので破けやすくなり，破裂すると大出血になるので即死です。

このように見ていくと血圧は低いほうが，血管も心臓も長持ちしそうですね。80歳，90歳まで血管と心臓を長持ちさせるためには血圧を高くしてはいけません。そのための日常生活で食事はどうしたらいいでしょう。

● 血圧と塩分の関係 ●●

　塩分といっても，血圧に関係するのはナトリウムです。塩は，NaCl なので，ナトリウム（Na）が問題です。

　腎臓が正常に働いていると，かなり塩辛いものを食べても Na は腎臓から排泄されてしまいますので血圧は上がりませんが，食塩感受性の人は，腎臓の糸球体（腎臓は毛細血管の塊である糸球体から老廃物を排泄しています）の数が少なく（日本人は欧米人より少ない），排泄が充分にできません。Na が多いと，糸球体に付随している尿細管からも水を再吸収してしまい，血液ボリュームが増えて血圧が上がるのです。また血管壁にも水が引き込まれて厚くなり血圧が上昇します。塩辛いものを食べるとたくさん水を飲むことになるのでなおさらです。

　もうひとつ血圧に重要な役割をしているレニン・アンギオテンシン・アルドステロン系というホルモンの流れがあります。

　レニンは腎臓の糸球体の近くから分泌されます。レニンは血液中のアンギオテンシノーゲンに働きアンギオテンシンⅠを産生します。肺，脳，腎臓にあるアンギオテンシン変換酵素でアンギオテンシンⅠがアンギオテンシンⅡになると強力に血管を収縮して血圧を上げるのです。

　またアンギオテンシンは副腎からアルドステロンも分泌させますが，これも血圧をすごく上昇させます。いま，血圧を下げる薬は，これらの流れをブロックするアンギオテンシン変換酵素阻害薬（ACE）と，アンギオテンシンⅡ受容体拮抗薬（ARB）が主流です。

　ナトリウムが体の中にたくさんあるとアルドステロンは心臓を攻撃して心不全にさせるという報告も出てきたので，その意味からも塩分は少ないほうがいいことになります。

　日本人は昔，1日に22gも塩を摂っていました。塩で保存する食品が多かったこともあります。また，ご飯は塩とすごく相性が良いので，どうしてもたくさんになっていたのです。

1-4 高血圧症の食事との関係

1）ナトリウム（Na）制限

食塩感受性者：本態性高血圧症の85%
- 黒人
- 高齢者
- 慢性糸球体腎炎
- 原発性アルドステロン症
- 糖尿病

理由
① 食塩の摂取が多いと血管壁細胞内に Na が貯留して水が引き込まれ細胞が膨化して血管壁が厚くなり血圧上昇
② Na が多いと血管壁細胞内にイオン化した Ca が増え血管を収縮させて血圧上昇
③ 食塩を取りすぎているとリンパ液の量が増えてコレステロールや脂肪は吸収されやすくなり粥状硬化

＊1日6g以下で脳卒中はゼロになるとの研究があるし，降圧剤の効果も増す

2）カリウム（K）摂取

理由
① 血液中にKが多いと Na の腎臓からの排泄が良くなり血圧を下げる また，利尿作用で血液ボリュームが減り降圧
② レニン・アンギオテンシン・アルドステロン系の抑制作用
③ 交感神経系の抑制作用

3）食物繊維摂取

理由 ① 水溶性アルギン酸が Na を吸着して腸管からの Na 吸収を抑える

4）総カロリーを落として体重減量しても血圧低下

5）アルコールの飲酒中は血圧低下，6時間後反動で上がる

ところが，昔のイヌイットや，ヤノマモインディアンは塩を使わない生活をしていました。調べてみたら誰も高血圧者がいなかったことから，脳出血の多かった秋田でも，保健所が中心になって減塩を指導したら，血圧が下がってきました。実際に1日の食塩摂取量を，11gから5gに下げると，血圧は7.7mmHg下がるとの報告もあります。

東京で外食も含めた食塩摂取の平均は，現在11gです。しかし高血圧学会を中心に，7g，いや6gにしようと運動が始まりました。6gでは腎不全食と一緒ですが，あとからお話しする胃がんの予防にもなるので目標に近づくように努力するといいかと思います。

● **実際の減塩食事療法** ●●

血圧で医者にかかると，塩分の少ない食事のパンフレットを貰うで

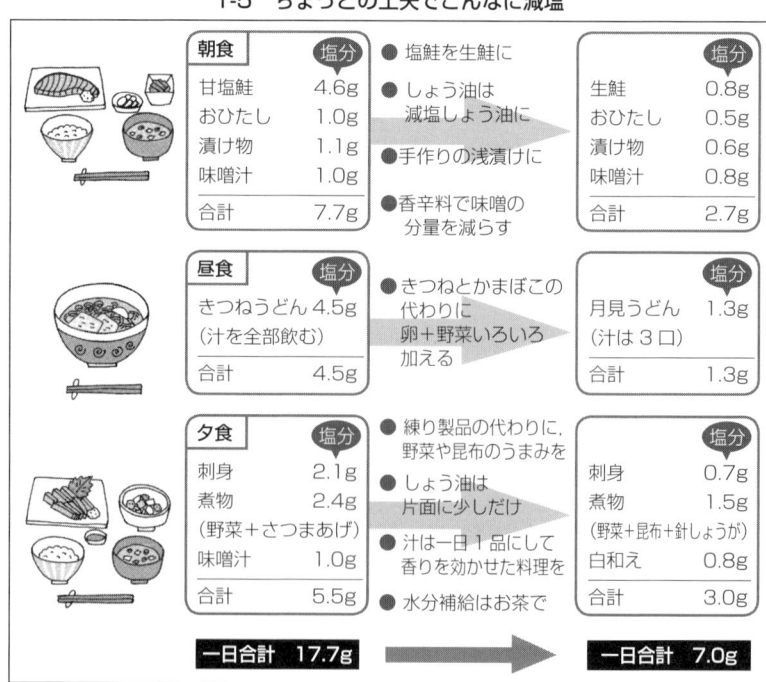

1-5 ちょっとの工夫でこんなに減塩

朝食	塩分		朝食	塩分
甘塩鮭	4.6g	● 塩鮭を生鮭に	生鮭	0.8g
おひたし	1.0g	● しょう油は減塩しょう油に	おひたし	0.5g
漬け物	1.1g	● 手作りの浅漬けに	漬け物	0.6g
味噌汁	1.0g	● 香辛料で味噌の分量を減らす	味噌汁	0.8g
合計	7.7g		合計	2.7g

昼食	塩分		昼食	塩分
きつねうどん	4.5g	● きつねとかまぼこの代わりに卵＋野菜いろいろ加える	月見うどん	1.3g
（汁を全部飲む）			（汁は3口）	
合計	4.5g		合計	1.3g

夕食	塩分		夕食	塩分
刺身	2.1g	● 練り製品の代わりに，野菜や昆布のうまみを	刺身	0.7g
煮物	2.4g	● しょう油は片面に少しだけ	煮物	1.5g
（野菜＋さつまあげ）		● 汁は一日1品にして香りを効かせた料理を	（野菜＋昆布＋針しょうが）	
味噌汁	1.0g	● 水分補給はお茶で	白和え	0.8g
合計	5.5g		合計	3.0g

| 一日合計 17.7g | → | 一日合計 7.0g |

1-6 塩分は一日6g 未満に

調味料と家庭料理

塩（小さじ1杯）	5 g	あえもの（小鉢1杯）	1 g
醤油（小さじ1杯）	1 g	野菜いため（1皿分）	1 g
味噌（大さじ1杯）	2 g	きんぴら（小鉢1人前）	1.8 g
ソース（大さじ1杯）	1 g	塩鮭（甘・小1切れ）	4 g
ケチャップ（大さじ1杯）	0.6 g	煮物（小鉢1杯）	1.5〜2 g
ドレッシング（大さじ1杯）	0.4 g	味付ごはん（茶碗1杯）	0.8 g
マヨネーズ（大さじ1杯）	0.3 g	五目寿司（茶碗1杯）	2 g
味噌汁（1椀分）	1.6 g	オムレツ（卵2個分）	1 g
すまし汁（1椀分）	1.5 g	ハンバーグ（グラッセ添え）	2.8 g
魚塩焼（1尾分）	2 g	カレーライス（福神漬添え）	4.5 g
魚煮付（1切れ）	2.5 g		

市販の食品

ロースハム（3枚40g）	1 g	なら漬（2切れ30g）	2 g
ポークウィンナ（4本）	1 g	梅干（1個）	2.2 g
かまぼこ（小3切れ40g）	1 g	ツナ（小鉢1人前）	0.6 g
ちくわ（小1本）	0.6 g	コンビーフ（2枚30g）	0.6 g
すじこ（30g）	2.9 g	チーズ（1切れ30g）	0.8 g
たらこ（1/2腹35g）	2.5 g	マーガリン（大さじ1杯）	0.2 g
あじの干物（1枚60g）	1.8 g	ポテトサラダ（小鉢1人前）	1 g
しらす干（大さじ2杯30g）	3.5 g	即席めん（カップ入り）	4 g
いかの塩辛（小皿1人前）	2 g	肉まん（1個80グラム）	0.7 g
さつまあげ（1枚50g）	1.3 g	塩せんべい（大1枚15g）	0.2 g
たくあん（2切れ20g）	2 g	ポテトチップス（1袋100g）	1 g

店の料理

にぎり寿司（大さじ1杯の醤油含む）	5 g	マカロニグラタン	2 g
うな重（漬物・すまし汁付）	6 g	幕の内弁当	4.5 g
月見うどん	5 g	さしみ定食（大さじ1杯の醤油・汁・漬物付）	6 g
親子丼	3 g	カツ定食（大さじ1杯のソース含む）	5 g
ラーメン（醤油味）	4 g	サンドイッチ（1人前）	2.5 g
チャーハン（スープ付）	4 g	おでん（1皿）	3 g
スパゲティ（ナポリタン）	4 g		
ビーフシチュー	2 g		

しょうが，なるべく参考にしてください。しかし基本は次の3つです。

① 漬物，佃煮，加工食品のような塩をたくさん使うものを少なくする。好きでやめられなかったらいつも食べる量の半分に。
② 味噌汁，うどん，そば，ラーメンなどの汁を飲まない。我慢できなかったらひとくちだけ飲む。
③ 煮込んだ料理を作らない。茹でたり焼いたりして食べる直前に味をつける。

注意1：いくら薄味にしてもたくさん食べたら体の中に入る塩分は多くなりますので，おかずを少なくすることも必要です。刺身，寿司の醤油は片面つけて，醤油のついたほうを舌の上にのせて食べてください。
注意2：調味料にはナトリウムがかなり含まれています。味の素はグルタミン酸 Na なのであまり使いすぎるといくら減塩しても効果がありません。

● **カリウムと食物繊維** ●●

秋田は米どころです。日本酒もおいしくて，お酒の好きな人は，お酒を入れた枡の上に塩をのせて，塩をなめながら飲みますね。前述したように秋田では脳出血が多く，脳卒中は「あたる」といっていました。

寒いから血管が収縮して血圧が上がるためと思われていました。しかしお隣の青森県では血圧が高い人は秋田県ほど多くなく，脳出血も少なかったのです。

弘前大学の医師が，これはリンゴを食べるからではないかと推測しました。リンゴにはカリウムが多いのですが，実験の結果，血液中にカリウムが多いと，ナトリウムの腎臓からの排泄が良くなり血液ボリュームが減って血圧が下がる。レニン・アンギオテンシン・アルドス

テロン系を抑制する。交感神経系もなだめる。などの効果がわかりました。カリウムは果物や野菜に多く含まれていますので、塩が多すぎたなと感じたら、リンゴやバナナ、キュウリなどを摂るといいでしょう。

食物繊維は消化管でナトリウムを吸着してくれます。特に水溶性食物繊維である柑橘類のペクチン、こんにゃくのマンナンにその効果があります。

1-7　野菜は1日350g食べましょう

いろいろな料理で野菜を350g取るようにしましょう。

料理例　　　　　　　　　　　　　　　　　　　　　　　※重量はあくまでも一例です。

- ほうれん草のおひたし　80g
- レタスとキュウリのサラダ　85g
- 冷やしトマト　100g
- かぼちゃの煮物　100g
- 具だくさんのみそ汁　75g
- ひじきの煮物　80g
- 野菜の煮しめ　140g
- きのこのバター炒め　75g

資料:「食事バランスガイド」を活用した栄養教育・食育実践マニュアルより引用

Attention　野菜, 海藻, きのこの特徴

○ 食後血糖上昇を抑制し、血清コレステロールの増加を防ぎ、便通を改善する作用がある食物繊維を多く含む。

○ 糖質や脂質の代謝に関わるビタミンB群や、カルシウムの吸収を助けるビタミンD等を含んでいる。

○ 低エネルギー食品であり、食事の始めに十分に摂取し、胃のスペースを占めておくと、食べ過ぎを防止できる。

○ 摂取量を増やすには、「毎食副菜を摂る、主菜の付け合わせを増やす、具だくさんな汁物を摂る」のがコツ。

* 参考：糖尿病治療ガイド2006-2007（日本糖尿病学会）、高脂血症治療ガイド2004年版（日本動脈硬化学会）、科学的根拠に基づく糖尿病診断ガイドライン（日本糖尿病学会）、高血圧治療ガイドライン2004（日本高血圧学会）

最近の果物は甘いので食べすぎるとカロリーが上がり太りますが，野菜の繊維はダイエットにもなりますのでたくさん食べてください。しかしイモ類は食べすぎると太るので要注意ですよ。

高血圧 ● ひとくちメモ

　日本酒は塩でも美味しいように，お酒のおつまみは濃い味のものが多いです。私が酒の席で，あまりお酒を飲まずにお料理ばかり食べて家に帰ると，のどが渇いてたまりません。

　アルコールを飲んでいるときは血管が開いて血圧が下がりますが，6時間くらいすると反動で血管は収縮して血圧が上がるのでご注意ください。夜中にトイレに行き，そこで倒れる一因でもあります。

　お酒は格好よく飲みましょう！　あとで倒れるのは格好が悪いのでお酒の量はほどほどに。

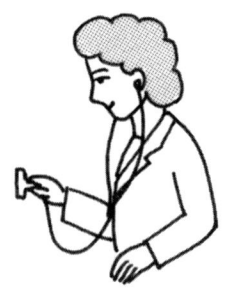

② 高血圧で傷ついた血管に悪玉コレステロール

　日本人は脳出血より脳梗塞で倒れる人が多くなりました。巷でいわれる血液ドロドロが原因のひとつです。
　血液ドロドロとは血液の粘性が高まり，固まりやすくなることですが，なかなか的を射た表現で，患者さんたちは「ドロドロ」を恐れています。ドロドロ解消の健康食品などもたくさん売られていますが，毎日の食事内容で血液は充分サラサラになるので，正しい食事で対処しましょう。

● **善玉，悪玉** ● ●

　これも一般に良く浸透した言葉になりました。善人，悪人をもじったものです。コレステロールの中で，血液中で増えると血管壁にベタベタついて動脈硬化を促進させるLDLコレステロールを悪玉コレステロールと呼び，末梢からLDLコレステロールを持ち帰り，血管壁のお掃除をするHDLコレステロールを善玉コレステロールと名づけました。
　現在，コレステロールはとても嫌わ

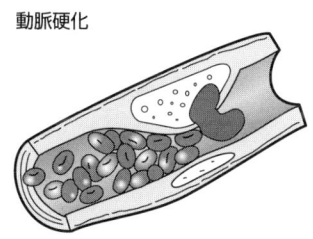

動脈硬化
血管が狭くなり、詰まる

2-1　血中脂質の役割

1) コレステロール：遊離型，エステル型
   細胞膜の柱の部分，副腎皮質ホルモン，性腺ホルモンの材料，胆汁酸の成分。体内に120gぐらいある
2) リン脂質：レシチン，スフィンゴミエリン
   細胞の壁の部分。窓からブドウ糖，電解質，酸素，二酸化炭素の出入りあり
3) 中性脂肪（トリグリセライド）
   皮下脂肪に蓄えられる（エネルギー，クッション，絶縁の役割）
4) 遊離脂肪酸
   皮下脂肪にある中性脂肪から出てきて，心筋，骨格筋，肝，腎などで燃える（ガソリンの役目）

れていますが，実は細胞膜を構成する重要な成分で，コレステロールがなかったら細胞はとても弱いものになってしまいます。血管の内部の細胞膜もコレステロールを材料にして作られているので，あまりにコレステロールが少ないと，血管はもろく切れやすくなり，かえって出血の危険が出てきます。

ところが，現在のように飽食で血液中のコレステロールが高くなると，悪玉コレステロールが血管壁に取りつき，酸化したLDLコレステロールが壁の内部に取り込まれます。

血液中を流れる単球が組織に入ってマクロファージとなり，酸化コレステロールを必死で食べるのですが処理しきれず，食べすぎて大きくなった細胞は，泡沫細胞と名をかえて血管壁の内側に集まり，内腔を狭くしていきます。

血管壁に取りついた泡沫細胞の塊をプラークといいますが，頸動脈にできたプラークが脳に飛ぶと脳梗塞，心臓の冠動脈にできたプラークが詰まると心筋梗塞なのです。

● 閉経後の女性は半数が高コレステロール血症になる ●●

コレステロールは，また，ホルモンの材料にもなるので，女性ホル

モンの分泌が盛んな20代から40代までの女性は家族性にコレステロールが上がる遺伝子を持っている人以外は，いくらケーキ食べ放題のバイキングに行ってもあまりコレステロールは上がりません。しかし，50歳くらいで閉経を迎えると，ホルモンを作らなくなるので材料は余ってしまい，血液中に増えることになります。半数の女性のコレステロールがはね上がるといわれています。リッチなフランス料理や，ケーキ，アイスクリームなどを食べつけていた女性たちは，50歳を過ぎた途端，急に禅宗のお坊さんのような食事に切り替えることはできなくて，ついごちそうがあると食べすぎてしまうことになりますが，これが問題なのです。

では，どんな食事をすればコレステロールが上がらず，血液もサラサラになっていられるのでしょうか。

● 悪玉コレステロールを増やさないような食事とは ●●

脂肪の代謝はとても複雑で，風が吹けば桶屋が儲かる式に思わぬところで悪さをして動脈硬化を促進します。まず，複雑な脂肪の代謝経路をごく簡略に見ていきましょう。

食事で食べた脂肪酸やコレステロールは，血液中に吸収されます。脂肪はそのままでは血漿に溶けないので，タンパク質が包み込んで流れていきます。この形をリポタンパクと呼んでいます。大きさと比重によって，カイロミクロン（Chylomicron），VLDL（Very Low Density Lipoprotein），IDL（Intermediate Density Lipoprotein），LDL（Low Density Lipoprotein），HDL（High Density Lipoprotein）と呼ばれ，善玉，悪玉もこの種類の仲間なのです。

中性脂肪とは，脂肪酸3つとグリセロールがついたものです。脂肪酸の炭素が10個以下は，門脈から直接肝臓に入り，炭素が12個以上は

2-2 リポタンパクの種類と役割

リポタンパクとは…
疎水性（水に溶けない）である脂質は，血液の中に溶けることができないので，タンパク質が周りを包み込んで流れている。その形をリポタンパクと呼び，血液中を循環している。

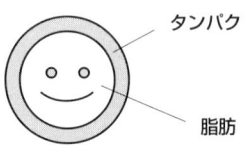

- **カイロミクロン**：食べた脂肪を運ぶ。食べたコレステロールの一部も運ぶ
- **VLDL**：同じ中性脂肪でも材料は糖，または脂肪酸
  内因性コレステロールも運ぶ
- **IDL**：LDL受容体について細胞膜構成
- **LDL**：コレステロールとリン脂質を運ぶ
  コレステロールが使われる細胞，副腎，性腺にコレステロールを運ぶ→肝臓などで分解
- **HDL**：末梢からコレステロールを肝臓に戻す

HDL以外をnon-HDLとまとめて脂質異常症の指標にしている
中性脂肪を運ぶトラック→カイロミクロン，VLDL
コレステロールとリン脂質を運ぶトラック→ IDL，LDL，HDL

リポタンパクの大きさと脂肪とタンパク質の比率

　リンパ管を経て，血液中でカイロミクロンとして運ばれます。筋肉や脂肪組織に運ばれ，燃やされたり，蓄積されたりします。中年太りでお腹が出てくるのは，内臓脂肪に蓄積された脂肪酸です。
　一方，肝臓では，脂肪酸と，糖と，コレステロールを材料にして，

2-3 血管壁プラークの起こり方

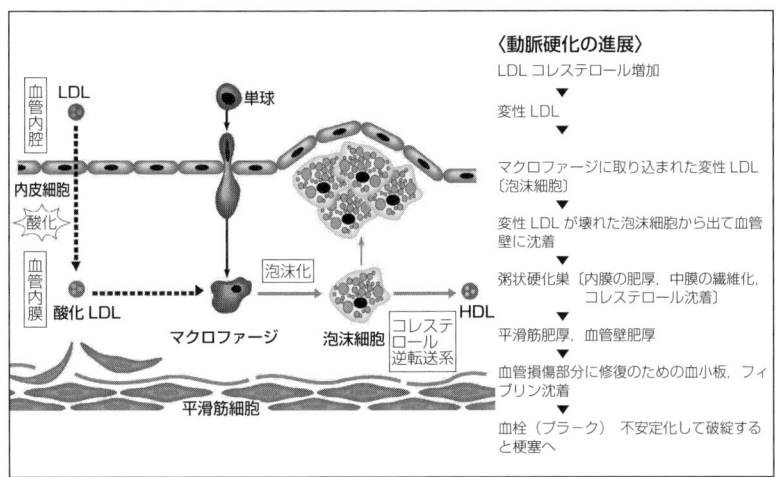

　内因性コレステロールが作られます。それはVLDL，IDL，LDLとなって血液中を巡りますが，LDLが酸化変性すると，前に書いたようにマクロファージに取り込まれ，動脈硬化の始まりとなるのです。

　昔はコレステロールだけが悪者とされ，医者もコレステロール含有量の多い卵の黄身，魚の卵などを食べないように指導しました。

　ところが医学の研究が進み，次ページに載せた肝臓での内因性脂肪代謝の図のように，糖や脂肪酸が多い場合も，どんどん悪玉が産生されることもわかってきました。また，血液中を流れるコレステロールの内訳は，内因性90%，外因性10%ということも判明しました。

　では，食事で卵を食べてもいいようですが，食事中のコレステロールが350mgをオーバーすると，肝臓のLDLを分解するLDL受容体にとりついて，分解を妨げることがわかりましたのでやはり食べすぎも良くないということになりました。ちなみに卵1個のコレステロール含有量は，230〜250mgですから，卵2個の目玉焼きは摂りすぎですね。中性脂肪が高くても脂肪酸の材料になるので良くないことはもうおわかりだと思います。

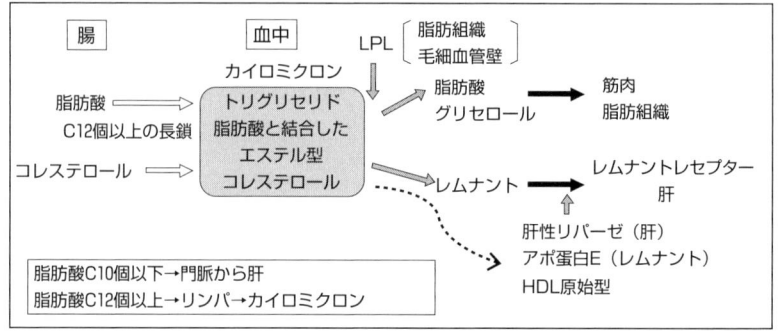

2-4　外因性脂肪

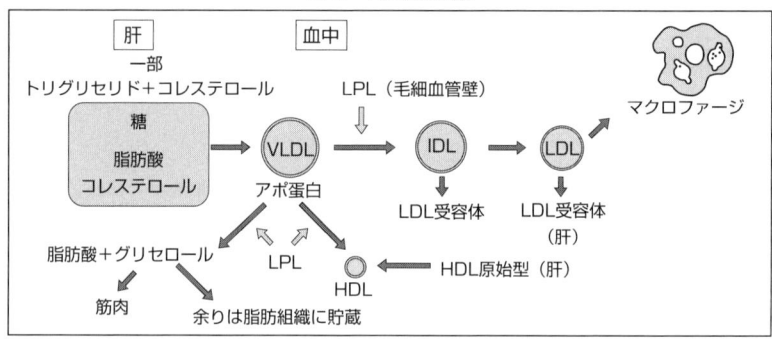

2-5　内因性脂肪

　中性脂肪を下げるお茶なども良く売れています。企業も研究していて，現在何が問題となっているかをよく掴んでいるようです。

　甘いもの，甘い果物，アルコール，脂肪分の多いもので中性脂肪は上がります。脂肪分は脂肪酸として，脂肪組織に蓄えられますが，特に内臓脂肪に蓄えられると，すぐ放出されて門脈（腸間動脈から肝臓へ入る太い動脈）を通って肝臓に行き，内因性コレステロールの材料になってしまいます。

　では甘いものや，お酒はというと，いったん脂肪細胞に入ってから脂肪酸に形を変えて蓄えられるので，やはり同じなのです。ドイツ人のビール腹は有名ですが，日本人もだんだん負けなくなってきました。

● **動物性脂肪をたくさん食べると6時間後に血液ドロドロ** ●●

　アメリカ人は年をとっても誕生日に大きなケーキを食べ，夜中に心筋梗塞になることが頻繁です。動物性脂肪が多いと，5～6時間後に血液の粘調度が増し，つまりドロドロになり，狭くなった血管に詰まってしまうのです。バター，生クリームなどの乳製品も同じです。

　日本人には和食があるので，年をとるにつれてさっぱりした食事を選択できますが，欧米人にはその選択ができなくて，いつまでも脂っこいものを食べています。欧米で寿司がもてはやされるようになったのは手軽な健康食品として受け入れられたのです。

● **バランスの良い食事が血管を守る** ●●

　いまは情報が氾濫しているので，これはダメとなると極端に食べなかったりする人が増えてきましたが，脂肪もゼロでは，脂溶性ビタミンの吸収が悪くなり，皮膚病にもなります。

　タンパク質も摂らなくては血管も脆くなるので切れやすくなります。

　そしてLDLコレステロールが酸化しないためには，抗酸化ビタミンである，ビタミンA，C，Eなどのたっぷり含まれた野菜や果物をたくさん食べる必要があります。ビタミンは総合ビタミン剤を毎日飲んでいるからOKという人がたくさんいますが，どうもビタミン以外のまだ医学で分からない因子も動脈硬化も防ぐようですので，食事で摂ることをお勧めします。

　現代人に足りない食物繊維は，野菜，果物に多く含まれていますが，腸からのコレステロール再吸収も抑えるので，ぜひ必要なものです。

　最近，腸からのコレステロール吸収を阻害する薬が発売されましたが，なるべくたくさんの野菜を食べれば血液もサラサラ，一挙両得です。発がん物質まで吸着してくれます。ただし今の果物は甘いので食べすぎると中性脂肪値が上がりますのでご注意ください。

2-6 脂質異常症の治療は食事から…

積極的に摂りたい食品

| 野菜類 | 海藻類 | きのこ類 | こんにゃく |

お薦めしたい食品

| 肉よりも…大豆食品 | 魚の中でも…青魚 | 鶏ささみ |

| 豆類 | 低脂肪牛乳 | 油を使うなら…植物油 |

(べにばな油, サラダ油, オリーブ油など)

控えた方がよい食品

コレステロールの多い食品（コレステロールの多い人は減らしましょう）

| 卵黄 | 魚の卵（たらこ, いくらなど） | 内臓類（レバー） | 小魚類（ししゃも, しらすぼし） |

| 肉の脂身 | ベーコン | バター | 生クリーム |

糖分の多い食品（中性脂肪の多い人は減らしましょう）

| チョコレート | ケーキ | 菓子 | ジュース |

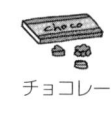
アイスクリーム

清涼飲料水

アルコール
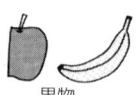
果物
（リンゴなら1日あたり大1/2個まで）

脂質異常症 ● ひとくちメモ

　いままで，高脂血症といわれていた名称が，2007年から「脂質異常症」となりました。

　コレステロールが高いことばかり気にしていた医学界は，研究が進むにつれて，悪玉のLDLが高くては困るが，善玉のHDLが低くても困ることがわかり，高脂血症から脂質異常症に名前をかえました。

　食べ物でいくら気をつけても悪玉のLDLコレステロールが下がらなかったり，極端にHDLコレステロールが低かったりする人は，家族性脂質異常症の可能性があります。

　家族の中でコレステロールが高い人がいる場合や，子どものうちからコレステロールが高い場合は，専門医で調べてもらい，早くからコレステロールを下げる薬を飲み，動脈硬化を予防する必要があります。家族性の場合は残念ながら食事では対応できません。

3 破竹の勢いで増えている糖尿病

　世界では5秒に1人が糖尿病になり，10秒に1人が糖尿病で亡くなっているそうです。日本もご多分にもれず，糖尿病はものすごい勢いで増えています。

　2012年の厚生労働省国民健康栄養調査で，日本人の成人男女の糖尿病は，1,000万人。糖尿病予備軍は，1,100万人でした。5人に1人が糖尿病，もしくは糖尿病予備軍であることがわかります。5年前の調査から糖尿病は50万人増えており，予備軍も250万人増加しました。

　ところが，第2次世界大戦中，日本では糖尿病の人はゼロだったというのでその増え方にはびっくりしてしまいます。

　戦争中は1回の食事がサツマイモ1本というほど食べ物が少なかったので，糖尿病の遺伝子を持っていても血糖は上がらなかったのでしょうが，戦後60年でこんなに増えた病気は少ないので，医師たちはストップをかけるのに必死です。

● **アジア人は糖尿病に弱い** ●●

　先進国ではカロリーオーバーによる糖尿病が多いわけですが，最近，農耕民族であるアジアの人たちは糖尿病になりやすいとの報告が相次ぎました。農耕民族には倹約遺伝子があるのでそのせいだという

3-1　糖尿病のタイプ

糖尿病Ⅰ型	・膵臓ランゲルハンス島β細胞が破壊される（ウイルス感染後の自己免疫異常，遺伝性ともいわれている） ・遺伝子異常あり。15歳以下に多く，急激に発病 ・内因性インスリン欠乏。インスリン注射不可欠
糖尿病Ⅱ型	・遺伝と環境によるインスリン分泌異常，または抵抗性 ・30歳以上に多い。じわじわ発病。肥満が多い ・適切な食事療法必要。運動，生活指導
二次性糖尿病	・膵炎後，膵臓切除後，膵臓がん末期 ・内分泌性（クッシング症候群，褐色細胞腫，末端肥大症，バセドー病） ・肝硬変 ・原因疾患の治療が必要
妊娠に伴う高血糖	・適切な食事，生活指導。事前の糖尿病チェック必要

のです。

　日本人の歴史を見ると，ほんの少数の支配階級以外は飢餓との戦いの連続でした。作ったお米をほとんど税金として納め，残りのお米にひえやあわなどの雑穀を混ぜて食べていましたが，ひとたび飢饉になると，1年間草の根をかじったりして凌がなくてはなりませんでした。

　そこで，低カロリーでも耐えられる倹約遺伝子が発達したというのがその説です。PPARγという遺伝子です。ピーパーガンマーと読みます。

　PPARγは飢餓を生き抜くために脂肪をため込む働きが強いので，ちょっと食べすぎると太ってしまいます。飽食の現代ではありがたくない遺伝子ですが，日本人も持っているようです。

　狩猟民族は獲物を追いかけて移動し，農耕民族ほど飢えに苦しまなかったからその遺伝子はないというのですが，たしかに納得できる説ではあります。

● 糖尿病の起こるわけ ●●

　糖尿病はインスリンという血糖を下げるホルモンの不足，またはインスリンが働けない状態です。

　インスリンは，小腸から吸収されて血液中に流れてくる糖を細胞の中に取り込むときに，細胞についたドアを開ける鍵の役目をします。鍵がないとドアが開かないので，糖は細胞内に入れず，血液中に溢れてしまい血糖が上がります。

　また，いまはやりのメタボリックシンドロームで，お腹に脂肪がついている人は，その脂肪細胞から，インスリンの働きを阻害する物質が出てきて，鍵穴についてしまいます。すると鍵を差し込めないので，やはり糖は細胞内に入れないで，血糖が上がってしまうのです。インスリン抵抗性糖尿病の状態です。

　インスリンは血糖を下げるホルモンですが，他に下げるホルモンはないのでしょうか。それがないのです。血糖を上げるホルモンは主なもので8種類もあるのに，下げるホルモンは1種類というのも，飢えの歴史の産物でしょう。

　脳のエネルギーになるのは糖です。脳が働かなくなると危険から身を守ることができなくなるので，血糖を上げることが生命維持に最も

3-2　血糖上昇ホルモンと低下ホルモン

血糖上昇ホルモン　＊（　）内は作られる器官	血糖低下ホルモン
・グルカゴン（膵臓） ・アルドステロン（副腎皮質） ・コルチゾール（副腎皮質） ・アドレナリン（副腎髄質） ・ノルアドレナリン（交感神経・副腎髄質） ・甲状腺ホルモン（甲状腺） ・成長ホルモン（下垂体） ・プロラクチン（下垂体）	・インスリン（膵臓）のみ

3-3 糖尿病診断基準　75g OGTT（糖負荷試験）

正常	糖尿病
空腹時血糖　110mg/dl 未満 2時間値血糖　140mg/dl 未満 HbA1c　　　6.2以下(2012年より国際基準NGSP値)	空腹時血糖　126mg/dl 以上 2時間値血糖　200mg/dl 以上 随時血糖　　200mg/dl 以上 　いずれかを2回以上 糖尿病症状，網膜症と HbA1c　6.5以上なら 　1回でも糖尿病と診断

不可欠でした。食べ物が少なくてもなんとか血糖を一定レベル以上に保つよう，たくさんのホルモンが働いています。

　ところが戦後60年で日本人はいままで経験したことのない飽食の時代を迎えて，かえって体はピンチになってしまったのです。

　食生活の欧米化，車の普及による運動不足も拍車を掛け，糖尿病の遺伝子を持った人の血糖が上がり始めました。

● 糖尿病の終着駅は悲惨 ●●

　がんにかかると死んでしまうのでとても恐れられていますが，糖尿病は生きていて地獄を見てしまうのでもっと恐ろしい病気です。

　ところが糖尿病にかかっていてもそのように考えている人はあまりいません。かなり末期になるまでまったくの無症状だからです。でも最後は失明，足の切断，人工透析です。

　血液中の高血糖状態が長く続くと，血管がボロボロになってきます。糖は栄養の基なので高くても良さそうに思えますが，あまり高いのは血管壁を痛めるのです。糖毒性といいます。

　高血圧でもそうですが，血管内部にミクロの傷がつくと，そこに悪玉コレステロールがたまってきます。脳梗塞，心筋梗塞にもなりやすいのですが，糖尿病では細い血管からやられていくので目や下肢の血管，腎臓に障害がおこります。

失明

　眼球の後ろには，脳から血管が出ています。その血管がやられると眼底出血が起こり，大きい出血では失明につながります。白内障も起こりやすいので，定期的に眼科に通わなくてはなりません。現在1年間で3,500人が失明しています。

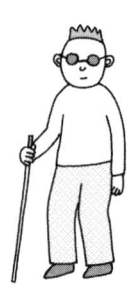

　生まれたときから，目の見えない人はとても勘が良く，1人で電車に乗って出かけたりできます。しかし中年以降に失明すると怖くて足が出ません。伴侶の肩に手を置いて歩いている人を見かけますが，早くから血糖を上げないよう努力していれば失明しなくてすむことです。また，出血しそうな眼底の血管をレーザーで焼いて，抑えることもできますので定期的に眼科で検査を受けてください。

足の壊疽

　ほんの少しの傷から細菌が入って，潰瘍になりどんどん広がっていきます。血液が甘いので細菌も大喜びです。足は元来血行の悪い場所ですが，血管が動脈硬化で細くなって血液が流れにくくなると，細菌と戦う白血球も抗生物質も傷まで届きにくく，治療は苦戦を強いられます。小さな傷が2か月も3か月も治らなかったら，逆に糖尿病を疑わなくてはなりません。

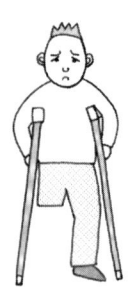

　足が腐ってくるとそこから細菌が全身に回り，敗血症で命を落とすことにもなりかねませんので，足の切断となってしまいます。いまほど健康診断が普及していなかった昔は，糖尿病の末期にやっと医療機関を訪れる人もいましたので足を切断される人はかなり多かったのですが，いまでも糖尿病による足の壊疽で入院している人は少なくないのです。

糖尿病は神経もやられるので，しびれからだんだん感覚がなくなるのも敗因です。痛みを感じないので，傷に気がつかず悪くしてしまうのです。足はいつも注意して見るようポスターを作ったりして啓蒙していますが，冬は靴下を履き，あまり見なくなるので注意しましょう。糖尿病外来ではフットケアをする専門看護師がいます。

人工透析

　腎臓が悪くなってくると，老廃物を出せなくなるので腎不全の状態から死に至ります。いまの医学でも腎臓に効く薬はなくて，食事療法，生活管理でなるべく壊れた腎臓の負担を減らすしかありません。

　ところが，腎臓の働きを肩代わりする機械ができて50年位前から急速に普及しました。血液をいったん外に出し，機械の中の半透膜で老廃物を濾し取り，また体の中に返します。これで20年以上生きていられるようになったので画期的な治療法でした。

　しかし，太いチューブを腕の血管に刺し，4〜5時間寝ていなくてはなりません。まず精神的に弱い人には耐えられないことです。また，健康保険の適応になったとはいえ経済的にもたいへんな負担です。週2回から始めますが，腎機能が落ちて3回になってくると会社で働いている人は，病院への定期を買って会社ではなく病院に通わなくてはならなくなります。

　昔は急性腎炎から慢性腎炎，腎不全になって透析を受ける人が1位でした。しかし最近は糖尿病から透析になる人が1年間で18,000人にもなり，腎臓病を抜いてしまいました。

　透析人生は大変ですが，そこまで行かせないためにいろいろな治療法がありますので，心配しないでください。血糖降下剤，インスリン注射も日進月歩で良い

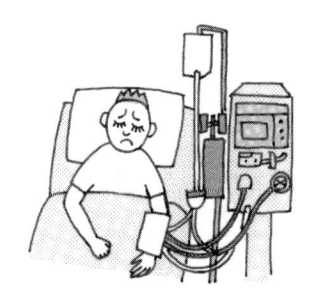

ものがたくさん出ています。しかし，基本は食事療法，運動療法なので個人の努力がもっとも大切です。

●● 食事療法の基本は血糖を上げないこと ●●

血糖が上がるから糖尿病なのです。食べすぎないよう，そして体を損ねないような食べ方をして血糖を上げすぎなければ，十分天寿を全うできます。

いくらダイエットをするといっても，必要な栄養素は毎日摂らなくてはいけません。健康な体を保ちながら糖尿病から遠ざかりましょう。

食事をしてから30分くらいすると，小腸からブドウ糖が吸収されてきて，血液中の糖が上がってきます。糖尿病でない人は，膵臓のセンサーが5分ごとに血糖を感知して，それに見合ったインスリンを分泌

3-4 肥満している糖尿病患者―食事療法の基本

1）朝食を多く，夕食を少なく。就寝前3時間は食べないこと。 　帰宅が遅いなら6時ごろおにぎりなど食べ，家ではおかずだけ
2）脂肪を控え，野菜，海藻類などの食物繊維を食事のはじめに食べると，食後血糖値上昇を防げる。満腹感があり，カロリーも少ない
3）油は，1日に10gまで（揚げ物2個位，炒め物2〜3回）
4）1日30品目を目標（糖尿病食品交換表を活用）
5）アルコール：次の人はダメ！ 　・合併症のある人／肝機能の悪い人／薬物療法を受けている人／神経障害のある人／気が大きくなる人（食事療法がおろそかになる）
6）サイダー，コーラなどの清涼飲料水はダメ！ 　・糖分が多く，口当たりが良いのでたくさん飲んでしまう〔ペットボトル症候群〕
7）腹7分目。特に夜は空き腹で寝る
8）数か月後に減量が止まっても諦めない（適応現象）
9）半年で5kg以上減量しないこと。急激すぎると体を壊す

3-5 糖尿病と肥満に関する最近のトピックス

1) 低 GI 値　(glycemic index)		
ブドウ糖100gを飲んで2時間後の血糖値と比較したもので糖尿病の食後高血糖を抑制するために使われる。60以下の食品が望ましいとされる。 GI 値は統一基準がないため多少のばらつきがある。		
食品例：もち (84)	白米 (83)	五穀米 (54)
食パン (90)	ベーグル (74)	ライ麦パン (57)
ラーメン (72)	コーンフレーク (74)	オートミール (54)
ジャガイモ (89)	とうもろこし (69)	ごぼう (44)
たまねぎ (29)	大根 (25)	ブロッコリー (24)
たけのこ (23)	レタス (22)	牛もも肉 (45)
コンビーフ (45)	ロースハム (45)	マグロ (39)
エビ (39)	かつお (39)	イカ (39)
イワシ (39)	卵 (29)	生クリーム (38)
バター (29)	キャンデー (106)	チョコレート (90)
どら焼き (94)	ドーナツ (85)	ホットケーキ (79)
プリン (59)	ポテトチップス (59)	
2) 低インスリンダイエット		
インスリン分泌を刺激する炭水化物を極端に減らし脂肪細胞の中性脂肪を分解してエネルギー源とするもので，糖尿病末期の状態と同じ状態にする。		
3) DIT(diet induced thermogenesis) 食事誘導性熱産生		
食後体内でエネルギー消費が高まる状態。肥満者で低くヤセで高い。 ・アミノ酸が一番高い　　25～40% ・糖質　　　　　　　　6～8% ・脂肪は低い　　　　　　3% ・とうがらしのカプサイシンは，DIT を上昇させる ・食事時間による DIT 上昇＝午前＞午後＞夜中		

するので，血液中の糖は速やかに細胞内に入り，TCA サイクルを使って ATP という形でエネルギーを蓄えます。

しかしインスリンが働かない糖尿病の人は，食後の糖処理がうまくいかないので血糖が高いままになり血管がやられてしまうのです。

糖尿病の食事療法は，1日の総カロリーで管理していました。しかし最近は食後の高血糖（血糖スパイク）を防ぐことが主体になり，食事の質が問題になっています。

3-6 食品1単位(80キロカロリー)の目安

主に炭水化物を含む食品 [I 群]

表1 穀物,いも,炭水化物の多い野菜と種実,豆(大豆を除く)

ごはん 50g (小さい茶わん軽く半杯)

さつまいも 60g [皮付き 70g]

食パン 30g (1斤6枚切りの約半分)

うどん(ゆで) 80g (1/3玉)

じゃがいも(中1個) 110g [皮付き 120g]

表2 くだもの [ ]内は皮,芯を含んだ目方

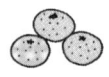

みかん 200g [270g]

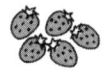

いちご 250g [260g]

バナナ 100g [170g]

りんご 150g [180g]

主に脂質を含む食品 [III 群]

表5 油脂,多脂性食品

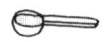

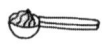

植物油 10g

バター 10g

マヨネーズ 10g

調味料

さとう 20g

みりん 35g

主にタンパク質を含む食品 [II 群]

表3　魚介，肉，卵，チーズ，大豆とその製品

- 鶏卵 50g
- 鮭 60g（中2/3切） 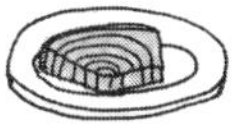
- ロースハム 40g 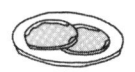
- とうふ（もめん）100g
- あじ（中1尾）60g（頭，骨，内臓付き 130g） 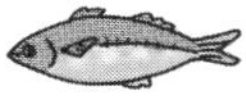
- 牛もも（薄切り）40g
- 納豆 40g 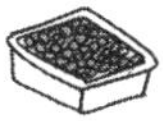

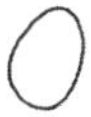

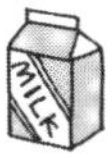

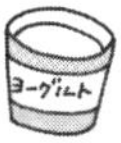

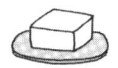

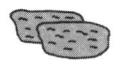

表4　牛乳と乳製品（チーズを除く）

- 牛乳（普通牛乳）120ml
- ヨーグルト（全脂無糖）120g
- 脱脂粉乳（スキムミルク）20g 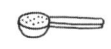

主にビタミン，ミネラルを含む食品 [IV 群]

表6　野菜（炭水化物の多い一部の野菜を除く），海藻，きのこ，こんにゃく

日常的な野菜で 300g を組み合わせる。

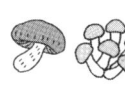

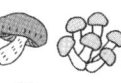

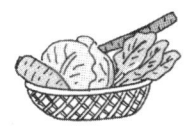

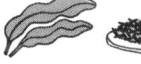

わかめなどの海草類・しいたけなどのきのこ類やこんにゃくは，エネルギー量がわずかなので，野菜 1 単位 300g とは別に食べることができます。

資料：日本糖尿病学会編「糖尿病食事療法のための食品交換表（第6版）」日本糖尿病協会資料より引用

3-7 食品1単位の目安（エタノール8〜10g）

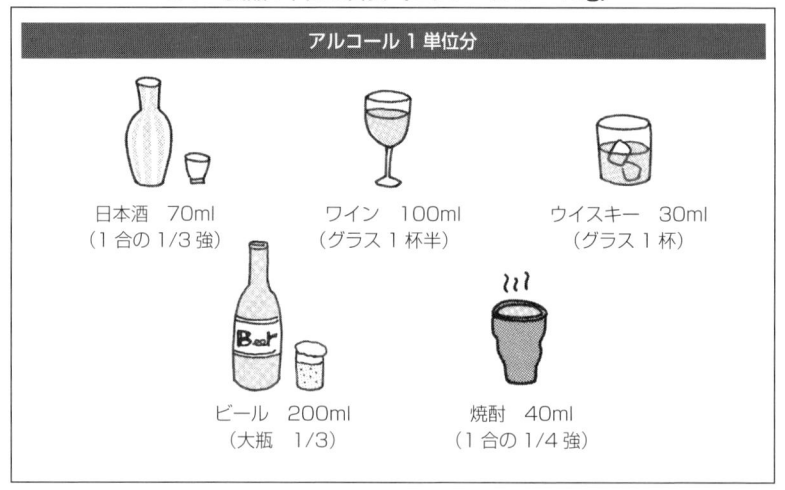

| アルコール1単位分 |

日本酒　70ml
（1合の1/3強）

ワイン　100ml
（グラス1杯半）

ウイスキー　30ml
（グラス1杯）

ビール　200ml
（大瓶　1/3）

焼酎　40ml
（1合の1/4強）

　まず，糖を腸からゆっくり吸収させるために，食物繊維を多く摂ることが推奨されています。1食に野菜を8種類食べるように指導している専門医がいて，患者さんの奥さんは大忙しですが，そういったことが実施できればビタミンもたくさん摂れるし，とても良いと思います。

　できたら仕事場にお弁当を持って行くのが理想ですが，ラッシュの電車で持って行かれなかったり，営業で食べる場所がなかったりと，現在は外食になりがちです。でも外食は圧倒的に野菜が少ないのでなるべく工夫をしてほしいものです。

　グリセミック・インデックス（GI値）も考えだされました。食後2時間の血糖の上がり方を比較したものです。ブドウ糖を100として食べ物を数値化しています。

　なるべくGI値の低いものを食べるように勧められます。しかしグリセミック・インデックスには落とし穴があって，胃の中の停滞時間が長いものは腸に行く時間が遅れるので低い数値になります。

　油ものは胃の中で停滞するので，バターやアイスクリームがダント

ツ低いことになりますからよく考えて食べないと危険ですよ。メタボリックシンドロームで，お腹の脂肪が増えると，脂肪細胞からインスリンの働きを阻害する物質が分泌されてしまいますから，インスリン抵抗性糖尿病になってしまいます。

　食品交換表は1日の総カロリーを決められた人が，食事の内容によって同じくらいのカロリーで交換できる仕組みです。

　栄養のバランスをとるために6つのグループに分けています。そのグループの中で交換すると理想的ですが，お昼に寿司を食べて穀類が多くても次の食事で野菜を補うなどしてバランスをとれば大丈夫です。あまり縛られると息が詰まってしまうので，基本を守って，長く続けることが大事です。

　どうしてもショートケーキが食べたくなったら，次の食事でご飯を抜いておかずだけ食べましょう。ただし毎日ではいけません。羽目を外すのは1か月に1回です。

糖尿病 ● ひとくちメモ

　現在は糖質制限食も食事療法に取り入れられてきました。糖質は腸から早く吸収されて血糖値が上ります。GI値の低い肉魚油などのおかずはしっかり食べて御飯，パン，めん，パスタなどの穀類，甘い物，果物，芋類などを少なくします。お酒も糖質ゼロを選びましょう。糖質制限食はかなりお腹一杯食べられるので脳の食欲中枢が暴走しないで長続きできます。

4 メタボリックドミノを止めよう

　「メタボ」といえば誰にでも通じるほど，メタボリックシンドロームは日本人に有名になりました。
　肥満，高血圧，糖尿病，脂質異常症がすべて1人の人に加わると，それぞれはあまり重篤でなくても，小さい波が重なって大波になるように動脈硬化を促進させ，心筋梗塞，脳梗塞の発症を早めることがわかっていました。
　「シンドロームX」または「死の四重奏」などと呼ばれていて，会社の健康診断で，全部が引っ掛かった人は，労災二次健診となり，労災保険でお金を出してくれる精密検査に回されます。本人に自覚してもらい，早めに危険区域を脱する努力を促すためです。

4-1　日本人の4人に1人がメタボリックシンドローム

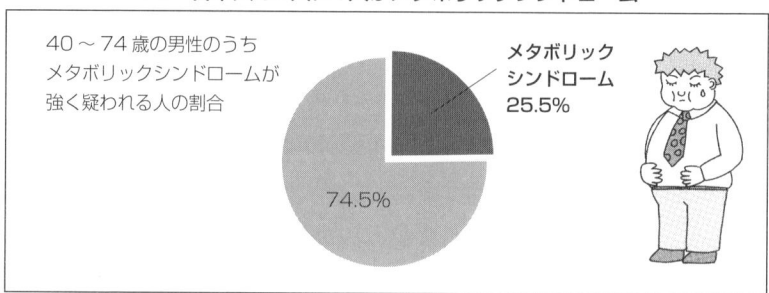

40〜74歳の男性のうちメタボリックシンドロームが強く疑われる人の割合

メタボリックシンドローム 25.5％

74.5％

4-2 肥満症と肥満の種類

肥満症

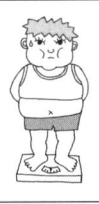

BMI (Body Mass Index)

$$\frac{体重（kg）}{身長（m）の二乗}$$

BMI 25 以上	
日本 20%	アメリカ 50%
BMI 50 以上	
日本 2〜3%	アメリカ 25%

肥満の種類

① 内臓脂肪型（リンゴ型肥満）
　普通預金のごとく，すぐ遊離脂肪酸を放す
　門脈→肝→高脂血症，糖新生から高血糖
　→高インスリン血症→肥満

② 皮下脂肪型（洋ナシ型肥満）
　定期預金のごとく，脂肪はすぐ動かない

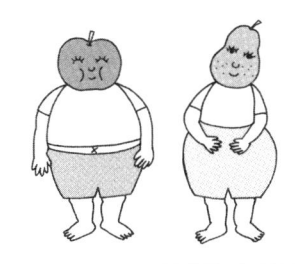

しかし，4つ重ならなくてもその前に手を打たなくては，動脈硬化からくる病気が増えて日本の医療は破綻する心配が出てきたので，2008年から，健康診断に通称「メタボ検診」が導入されることになりました。

これまで読んでいただいた読者の皆さんはもうおわかりのように，高血圧以外は，カロリーオーバーの食事を続けた結果，肥満，糖尿病，脂質異常症になってきたわけですから，ダイエットをして，日本人の遺伝子に合った本来の食事療法にすれば，全部解消できるはずです。

「そんなことはわかっているけどできないよ」 確かにそうなのです。

いまの日本人で毎日夕方6時に帰って家族と食事をしている男性が，どのくらいいるでしょうか？ 夜11時，12時の電車は，朝の通勤ラッシュ並みに混んでいますし，仕事で午前様の人もいるくらいです。働いている女性も同じです。

4-3　メタボリックシンドロームの診断基準

腹腔内脂肪蓄積 ウエスト周囲径	男性≧85cm 女性≧90cm
（内臓脂肪面積　男女とも≧100cm²に相当）	

上記に加え以下のうち2項目以上

高トリグリセライド血症	≧150mg/dL
かつ／または	
低 HDL コレステロール血症	<40mg/dL　男女とも
収縮期血圧	≧130mmHg
かつ／または	
拡張期血圧	≧85mmHg
空腹時高血糖	≧110mg/dL

※ CT スキャンなどで内臓脂肪量測定を行うことが望ましい。
※ ウエスト径は立位，軽呼気時，臍レベルで測定する。脂肪蓄積が著明で臍が下方に偏移している場合は肋骨下縁（ろっこつかえん）と前上腸骨棘（ぜんじょうちょうこつきょく）の中点の高さで測定する。
※ メタボリックシンドロームと診断された場合，糖負荷試験が薦められるが診断には必須ではない。
※ 高 TG 血症，低 HDL-C 血症，高血圧，糖尿病に対する薬剤治療を受けている場合は，それぞれの項目に含める。

資料：メタボリックシンドローム診断基準検討委員会作成表（2005. 4. 8）より引用

　家に帰ると昼から何も食べずに12時間以上経つので，空腹のあまりたくさん食べ，すぐ寝てしまいますね。このスタイルだと，寝ている間に食べたものはどんどん脂肪細胞に蓄積されていき，「いつの間にかお腹が出てきた」ということになってしまいます。
　しかし，これからの日本の医療はとてもお金がかかるようになりますから，病気で財産を失うことにもなりかねません。少しだけ意志を強くして，恐ろしい魔の手から逃れましょう。

● メタボリックシンドロームは，まずウエスト径から ●●

　脂質異常症のところで，内臓脂肪はすぐ脂肪酸を放出するので，門脈から肝臓に入った脂肪酸は悪玉コレステロールを作る材料になると書きました。その他にも内臓脂肪からは様々なホルモンが出て糖尿病や動脈硬化を促進することがわかってきています。

　腹部CT検査で内臓脂肪は一目瞭然にわかりますが，CTは放射線であることと，値段も高いので，おへそ周りを測ることで代用することになりました。男性85cm，女性90cmです。女性のほうが大きくても良いとされたのはおへそ周囲を測ると，おしりの脂肪も計ってしまうからという優しい配慮なのですが，実は日本以外でそんな配慮をしているところはないので，問題になっている部分です。

● 特定保健指導の対象になると ●●

　ウエスト径に引っかかり，血圧，脂質，血糖の2つ以上がオーバーすると，20分以上の指導を受け，毎月目標体重にどのくらい近くなったか報告しなければなりません。まるで成績の悪い小学生のような心境になります。

　メタボ検診では，いままでの正常値よりもずっと厳しくなりましたので，安心していたら引っかかってしまったという人もたくさん出るかと思います。

　50歳を過ぎたら，20歳代の体重が内臓に負担が少ないといわれています。ご自分の20歳の体重を思い出してください。そのとき太っていた方は体が慣れているわけですが，60kgの人が80kgになると，5kgのお米の袋を4つも持って歩いていることになり，心臓にもすごい負担になってくるのです。

● ダイエットは高血圧，脂質異常症，糖尿病の救世主 ●●

　世の中には実に様々なダイエット法が出ていて，ダイエットを扱う

雑誌はかならず売れるとされてきました。

　リンゴダイエット，黒酢ダイエット，プロテインダイエットなどなど……。大企業も，飲むダイエット1か月3800円などとテレビでCMを流し続けています。

　朝昼晩毎食リンゴを3個ずつ食べるとすると，あまり甘くないリンゴなら1個100kcalくらいですから，1日900kcalで，必ず痩せます。最近はバナナダイエットが流行って市場からバナナが消えたりしています。しかしこのダイエットを一生続けるわけにはいかないので，普通に食べだすとリバウンドがくるのです。

　ダイエットの難しいところは体に必要な栄養素を取り入れながら，いかにリバウンドなく目標体重に持っていくかです。家計と似ていて，収入が少なくなると節約するように，体も代謝を落として，少ないカロリーで体を保とうとします。1か月我慢したのに1日ご馳走を食べて体重が戻るのは，入ってきた栄養を飢餓に備えて蓄積しようとして脂肪組織にため込むからです。

● **実際のダイエットの基本** ● ●

　人が生きていくためには，タンパク質，糖質，脂質，無機質，ビタミンなどが欠かせません。いくらメタボリックシンドロームが怖いからといって，水だけ飲んでいたら体はボロボロです。

　80歳でも皮膚は生き生き，骨も丈夫で筋肉もしっかり保ち，血管に悪玉コレステロールのついていない体になること。何歳でダイエットを始めてもこれは大前提だと覚えてください。

タンパク質（20種類のアミノ酸の様々な比率で結合されている高分子
　　化合物。そのうちの人体で構成できない必須アミノ酸8種類は食事
　　で補う必要がある。幼児は9種類）
　　　人の体を構成する一番大事な栄養素で，人体の54%を占めていま

す。すべての臓器はタンパク質がなくては作れないし，体内の化学反応も機能性蛋白が必須です。人は食事でタンパク質を食べると，それをアミノ酸まで分解して吸収し，人間のタンパク質に作り替えます。

ですからダイエットにタンパク質を欠かしたら元気な80歳どころか，数年で体を壊してしまいます。菜食主義者が短命なのはあまり知られていませんが，当然のことです。

タンパク質は，ご存知のように肉，魚，貝類，卵，乳製品などの動物性タンパク，大豆，穀類などに含まれる植物性タンパクがありますが，動物性タンパクに比べ，植物性タンパクには必須アミノ酸含有量が少ないので，動物性タンパクを補う必要があります。

肉類は動脈硬化に悪いと思われていますが，それは一緒に脂肪分をたくさん食べるからであって，なるべく脂のない肉を網焼きしたり，煮たり，しゃぶしゃぶなどで脂抜きをした料理で食べれば問題ありません。

特にタンパク質は食事誘導性熱産生（DIT=Diet Induced Thermogenesis）が高くて，100kcalのタンパク質を摂ったとすると130kcal分が体内で燃えてくれるのでかえってダイエットになるのです。DITは午前中が高く，夜は低くなるのでその意味でも夜遅くの食事はお勧めできません。

もうひとつ大事なことがあります。血液中のタンパク質濃度が高いと脳の食欲中枢が暴走しません。視床下部の空腹中枢は暴走すると，何でもかんでも食べたくなって抑えが効かなくなります。経験者も多数おられるはずです。

糖質（炭水化物ともいう。多糖類，二糖類，単糖類）

人は糖質を，穀類，イモ類，砂糖，果物，アルコールなどで摂っています。エネルギー源になりますが，エネルギー消費を上回ると，肝臓でグリコーゲンに，残りは脂肪に合成されて脂肪組織で蓄

積されるので，ダイエットには大敵です。

　ご飯，パンなどの主食は少なめに，甘いものは午前中に食べてその分運動をしましょう。ただし，カステラ１切れを運動で消費するには，45分間ジョギングをしないとカステラは消えないことを忘れないでください！

　果物は，ビタミン豊富，コレステロールや発がん物質を吸着してくれる水溶性食物繊維のペクチンもあるので積極的に摂るよう勧められていますが，最近の果物はものすごく甘いのでダイエットをするときは，果物やジュースは控えめに。

　特にお年寄りのご婦人がたは果物に目がない人が多く，毎食果物を１個以上食べていることがあり医者も指導に油断ができません。「巨峰は３粒までよ」というと「毎日ひと房食べる」などという答えが返ってきます。

　お酒ももちろんカロリーがありますから，よく計算して飲んでください。

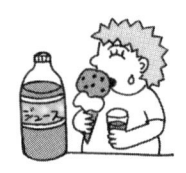

脂質（有機溶剤に溶け，脂肪酸を含み生体に利用される物の総称。人体に利用できる脂質は中性脂肪，リン脂質，糖脂質，ステロール。脂溶性ビタミンの吸収にも必要）

　脂質も体にとってなくてはならないものなのですが，タンパク質，糖質が作るエネルギーは１ｇ ４kcal なのに脂質は１ｇ ９kcal になるので，たくさん摂るとすぐカロリーオーバーになる最も危険な栄養素です。昔の日本人の脂肪摂取量は１日に20gくらいの摂取量でしたが，いまは60gを超え，なんと信じられないことですがアメリカ人の平均摂取量より多くなったそうです。

　もともと和食は脂肪が少なかったので，脂肪は日本人の体にはなじみにくい部分があります。日本人は倹約遺伝子を持っていることを忘れないでください！

ダイエットをするには動物性脂肪をなるべくカットして，野菜炒めにサラダオイルを少々くらいにしてください。肉や魚にも少しは脂分が残りますのでタンパク質として肉，魚を忘れなければ，脂質欠乏の心配はありません。

　植物油脂もカロリーは同じですから，バターをマーガリンに替えても同じだけ使っては何にもなりません。ドレッシングはノンオイルドレッシングを使ってください。ただしゴマはカロリーが高いので少なめに。マヨネーズは茶サジ2杯でご飯1杯分です（マーガリンの水素結合は心筋梗塞を起こすと米国では禁止。ショートニングも危険）。

野菜などの食物繊維，ビタミン

　イモ以外の野菜は，ほとんどカロリーに組み入れませんので，たくさん食べてください。たくさん食べるには温野菜にしたほうがかさばらないので，余計食べられます。満腹感も得られるので毎食に必要です。しかしこれも難しくて，外食の多い人は不足しがちです。

　野菜ジュースという手もあります。しかし，ビタミンはジュースにする段階で機械的に破壊され，それでなくてもハウス栽培の野菜は，含まれるビタミンが昔の半分といわれていますから，飲まないよりマシくらいに考えてください。家にトマトやきゅうりを買っておいて，丸かじりするほうがいいかもしれません。

まとめ

① 脂の少ない肉や魚を100gくらい毎食に。1回は大豆製品で代用も可。その3倍の緑黄色野菜を食べるとよい。

② 朝を重点的に，夜は軽食に。夜遅い人は夕方6時頃おにぎりなど食べて，家での夕食はおかずのみ。

③ お菓子は食べたかったら朝食後に。食べたら動く。

④ ダイエット中，酒は禁忌。気が大きくなり失敗する。

● **メタボリックドミノとは** ●●

　慶應義塾大学医学部伊藤裕教授が，京都大学時代に提唱した概念です。血圧や肥満がだんだん，ドミノを倒すようにして，ついに最後の心筋梗塞，脳梗塞のパイを倒してしまうというものですが，なるべく早く立て直せば，最後まで倒れなくてすみますから，まず，メタボリックシンドロームといわれた方は，甘く見ないでぜひスリムな体実現に取り組んでください。人生も変わるかもしれません。

4-4　メタボリックドミノ

資料提供：慶應義塾大学医学部伊藤裕教授作成より引用

メタボリックドミノの最下流にはがんまで登場！

脂肪異常症 ● **ひとくちメモ**

　すべてのアミノ酸，総合ビタミン剤に食物繊維も入れた宇宙食のようなものを食べれば欠乏しないといって実践する人もいますが，人はやはり食べる楽しみも欲しいですね。

　結婚式のフルコースなどは，ポタージュスープ，バター，こってりしたソースを避けて，お料理は半分ずつ残せば失敗しません。人生を楽しみながら健康な体をゲットしましょう。

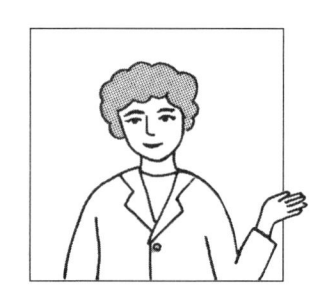

5

痛風は帝王の病気です

　足の関節が腫れ上がり，「風が吹いても痛い」または，「痛い風が吹き抜けるよう」と表現されるくらいの激しい痛みの発作に見舞われる痛風は，日本人には無縁の病気でした。

　ヨーロッパではローマ時代から帝王の病気といわれ，ジュリアス・シーザーやアレキサンダー大王も痛風であったといわれています。多分，足が腫れて痛がった記述が残っていたのでしょう。

　日本で初めて報告されたのは1898年，ちょうど120年前のことです。60年前の第2次世界大戦中，痛風に罹った人は皆無でしたが，戦後10年間で60名の痛風患者が報告されました。

　日本人には痛風の遺伝子を持った人はいないのではないかと思われていましたから，当時の医学界は日本人にも痛風がいたと興奮して学会に発表したのです。そして現在，推定60万人の患者がいるといわれています。2008年に「メタボ検診」で尿酸の測定が入り，痛風予備軍は約600万人といわれています。

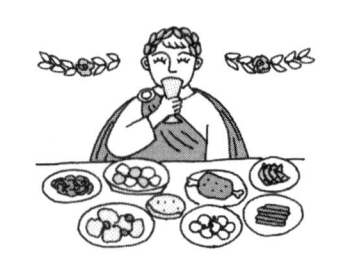

● 日本人はいま，１億総帝王の食事をしている ●●

痛風は血液中に尿酸が高くなりすぎる病気です。増えすぎた尿酸が関節内に沈着して，関節内部に炎症が起きます。足の親指の付け根が好発部位で，患者さんはまた始まったと，自分で診断をつけて医者に炎症を抑える痛み止めをもらいにきます。

戦後60年で日本人の遺伝子が変化したはずはなく，食事の内容で尿酸が上がったことが推測できます。

尿酸はプリン体から変化した代謝産物ですが，肉や魚，魚の卵や内臓などに多く含まれるのでご馳走とされるものに多いことになります。

昔から日本人は穀類が主体で，魚は食べましたが尿酸が上がるほど食べた人は少なかったのでしょう。平清盛はマラリアで死に，足利尊氏は背中のおできが悪化して死に，徳川家康は75歳まで生きましたが，それまで粗食だったのにてんぷらを食べ過ぎてから体調を崩して亡くなりましたので，日本の帝王たちは痛風とは縁遠かったようです。それなのにいまの日本人の食事を見ると，パーティーのご馳走しかり，旅館のご馳走しかり，どこを見てもヨーロッパの帝王に負けません。

● 痛風遺伝子を持った人は昔の粗食を実践しなくてはならない ●●

プリン体とは核酸の分解産物ですが，要するに細胞内の核にあるDNAの塩基（アデニン，グアニン，シトシン，チミン）などからできます。細胞が密に詰まっている動物の肉などはプリン体の宝庫となるのです。

いくら食べても尿酸が上がらない人がいる一方，「同じくらいしか食べないのに」と嘆く痛風患者もいるのですが，やはりご馳走を食べすぎで自分の遺伝子を呼び覚ましてしまったのだから仕方がありません。

いまの日本人の１人前の食事に出される肉や魚などを1/3残すよう

5-1 DNA は4種類の塩基で構成されている

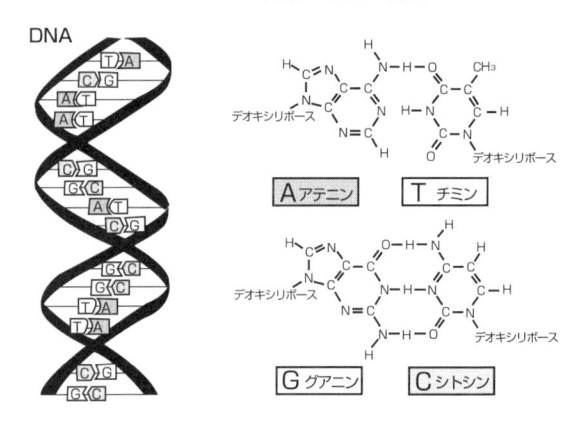

A アデニン　T チミン

G グアニン　C シトシン

に努力してください。ステーキもカツもお刺身も2/3まで。明太子，白子，ウニ，イクラなどの魚の卵などはなるべく我慢です。おすしもかんぴょうや河童巻きを入れて，少なめにしましょう。

● 痛風にはお酒も大敵 ●●●

「ビールにはプリン体が多いから焼酎にしました」「プリン体カットのビールを売り出したから3ケース買いました」……患者さんたちは意気揚々と報告しますが，アルコールの飲みすぎも尿酸を高くしています。

アルコール分解の過程で，ATPを消費し，核酸の分解も亢進してプリン体を産生します。

また，不完全分解したアルコールは乳酸を発生させ，これは腎臓から尿酸の排泄を阻害するので，体内の尿酸が上がってしまいます。お酒のおつまみもプリン体が多いものばかりなのも問題です。

お酒を飲みすぎた翌日，痛風発作を起こす人が多いのはこれが原因です。しかし，痛風持ちの人にはお酒好きが多く困りものです。酒好きだから痛風持ちになったのか……。

5-2 痛風および高尿酸血症の食事療法

1）適正エネルギーで肥満解消
2）栄養バランスを考える ・朝，昼，夕食に主食主菜，副菜を揃える（一汁，二菜）
3）高プリン食，高タンパク食を少なく ・100ｇあたり，プリン体200mg以下に ・レバー，サンマ，イワシ，白子，干物，椎茸などは少なめに ・魚1切れ，肉薄切り2〜3枚，大豆（納豆なら1パックくらいが適量）
4）アルコール ・プリン体ではなく，アルコールそのものが悪い ・絶対量を減らす。酒のつまみはプリン体が多い
5）宴会，パーティー，結婚式では1／2〜2／3くらいの目安で食べる
6）野菜，海草を多く ・エネルギーを減らし，尿をアルカリ化する
7）水分は尿量が2000ml／日になるように
Attention アルコール，果糖，ストレス，激しい運動はプリン体の異化亢進を促進するので注意が必要

● 痛風関節炎より怖い腎障害 ●●

　医者も痛風については関節炎の発作ばかり気にしていたのですが，患者数も増え，寿命も長くなってきたら腎臓を壊す人が目立ってきて医者もあわてました。

　尿酸は電子顕微鏡でやっと見えるくらいの小さい結晶ですが，霜柱のような形をしていて腎臓に目詰まりを起こして腎臓を破壊していきます。腎臓は老廃物を濾し取って尿として排泄している臓器ですが，これが機能しなくなると機械で代替してもらう人工透析，人の腎臓を貰う腎移植しかありません。お金もかかるうえ，人生が変わってしまいますからぜひ，回避しなくてはならないことです。

尿酸の結晶

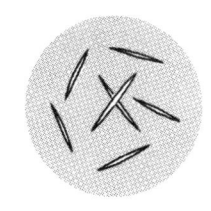

5-3　痛風の合併症

① 痛風関節炎（痛風発作）
② 痛風結節
③ 腎障害（間質性腎炎）
④ 尿路結石
⑤ その他 80％に生活習慣病がみられる
　● インスリン抵抗性糖尿病
　● 脂質異常症
　● 高血圧症
　● 肥満

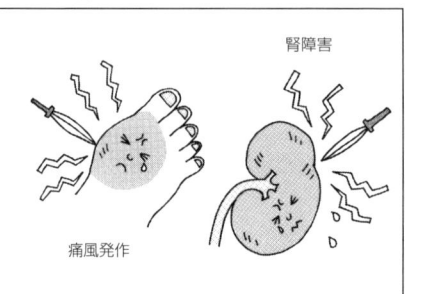

　水分をたくさん飲んで，尿酸の結晶を溶かして沈着させないようにしなくてはなりませんが，ビールではだめですよ。スポーツ飲料も電解質が多く水を再吸収してしまうので，水か，お茶で1日2ℓは飲んでください。尿路結石の予防にもなります。

● 過激な運動後も痛風発作 ●●

　スポーツは健康増進にお勧めですが，激しい運動は自分の筋肉を壊してプリン体が増えてしまうのと，尿酸結晶がたまった関節を激しく動かすので炎症がおこりやすくなり発作を起こします。
　メタボリックシンドロームも痛風を助長させるので体を動かしてもらいたいのですがまずダイエットから。

● 痛風の人はなぜか中性脂肪も高い ●●

　痛風で来院される方は，かなりの比率で中性脂肪も高い場合が多く見られます。尿酸の高くなる帝王の食事で上がるのか？　お酒が多くて上がるのか？　リンクする遺伝子があるのか？　医学的に解明されていない尿酸との関連があるのかもしれません。
　やはりローマ皇帝のようなワインと肉の塊のご馳走で中性脂肪も上がっているのではないかとは思うのですが。

5-4 食品中のプリン体含有量（100g当り）

ⒸⒹ …ひかえる　**ⒺⒻ** …なるべく食べない

プリン体含有量 (mg)	穀類・豆	乳製品	卵	魚肉類		野菜
Ⓐ 0-25	小麦粉（薄力粉）豆腐	牛乳 チーズ	鶏卵 すじこ 数の子 いくら	魚肉ソーセージ／さつま揚		
Ⓑ 26-50	白米			ウインナー／コンビーフ／ちくわ／笹かまぼこ／かまぼこ		なめこ えのき茸
Ⓒ 51-75				豚バラ／ボンレスハム／プレスハム／ベーコン／あんこう／ぼたんえび／つみれ		ほうれん草 カリフラワー
Ⓓ 76-100				豚ロース／牛タン／牛ヒレ／マトン／ラム／レバーペースト／わかさぎ／うなぎ／たらばがに／ホタテ貝		
Ⓔ 101-125	納豆			豚ヒレ／牛モモ／鶏モモ／サラミ／さば／ぶり／鮭缶／ツナ缶／たらこ		
Ⓕ 126-500	大豆			豚レバー／牛レバー／鶏手羽／鶏ささみ／鶏レバー／かつお／まぐろ／さわら／まだい／ひらめ／車えび／あじ干物／さんま干物／かつおぶし		干ししいたけ

資料：日本痛風・核酸代謝学会「高尿酸血症・痛風の治療ガイドライン」より引用

痛風は帝王の病気です

痛風 ● ひとくちメモ

　閉経前の女性は，女性ホルモンの影響なのか尿酸が低めですので，診療所の患者さんはほとんどが男性です。

　「お酒をやめてくださいね」というと，「接待で私が飲まないとお客さんが喜んでくれないので」といわれます。営業職に多く，聞いていると身を削って働いているようで気の毒になります。

　今のビジネスマンはお酒に目がない人もいますが，大半はおつきあいでお酒を飲み，薬を飲む人生です。

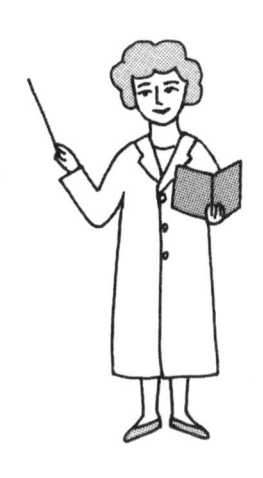

6 腎炎，痛風，糖尿病性腎症の終着駅は腎透析

　腎臓は腹部の背中のほうに位置していて，2個あり，大きさは10cmくらいでそら豆の形をしています。毛細血管の塊である糸球体がぎっしり詰まっていて，血液が流れながら老廃物を濾して出し，電解質や酸塩基平衡を常に保っています。

　腎臓が正常ならどんなに水を飲んでも尿として出てしまいますし，血圧に悪い塩分を必要以上に摂っても排泄してしまい体内を正常に保ちます。血液がアルカリ性になる食べ物などが健康食品として宣伝されていますが，それらを大量に摂っても，体は通常の弱アルカリ性を保ってビクともしません。

　ところがひとたび腎臓が悪くなると，水を飲みすぎればむくむし，塩分を摂りすぎれば血圧が上がってきます。タンパク質を摂りすぎると，老廃物であるクレアチニン，尿酸，尿素窒素などが上がり始め腎不全から尿毒症になります。昔は

6-1　腎透析の割合（2001年）

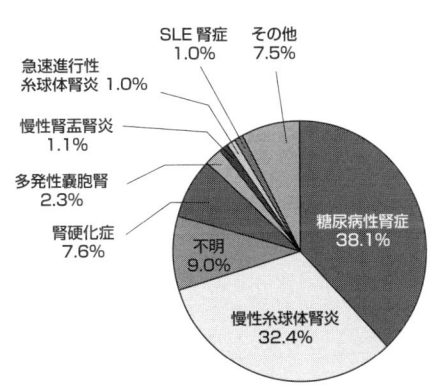

SLE腎症 1.0%
その他 7.5%
急速進行性糸球体腎炎 1.0%
慢性腎盂腎炎 1.1%
多発性嚢胞腎 2.3%
腎硬化症 7.6%
不明 9.0%
糖尿病性腎症 38.1%
慢性糸球体腎炎 32.4%

6-2 腎臓の位置と働き

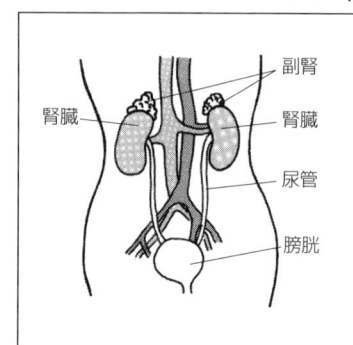

1）尿の生成
　1日140〜150ℓの原尿（血漿の20％濾過）の99％を尿細管で再吸収
2）不要物を排泄
3）血圧の調節
4）体内水分量の調節
5）酸・塩基平衡の調節
　PH7.35〜7.45に保つ
　（6.8以下，7.8以上は死亡）
6）赤血球産生＝エリスロポエチン
7）Ca（カルシウム），P（リン）の調節

なすすべもなく患者さんは死んでしまいました。

　腎不全の患者さんが透析で命を長らえるようになったとはいえ，糖尿病でお話ししたように，透析人生は大変です。

　体の中の臓器が故障して病気になった場合，いまはたくさんの薬があり，なんとか治してこられました。ところが腎臓だけは薬がなく，壊れたら取りかえるしかありません。

　でも壊れかかった腎臓に負荷をかけないような食事療法をして腎臓を長持ちさせれば，普通に生活できるので，腎機能が弱くなったと医者にいわれたら，ぜひ食事療法を守ってください。

● **まず安静** ●●

　腎臓は血液の流れが悪くなると充分に老廃物などを排泄できなくなるので，血流を保つことが重要です。

　横になった状態から起き上がると，腎臓の血流は30％くらい落ちるといわれています。特に食後は消化管に血液が集まってしまうので，腎臓の悪い人は食事をしたら30分横になることが推奨されます。食べたら牛になることです。

6-3 腎炎の分類

〈症状〉	〈腎炎の原因〉
急性腎炎：血尿，蛋白尿，浮腫，高血圧	●感染性：溶連菌性（A群β溶連菌）
慢性腎炎：上記症状が1年以上持続	非溶連菌性（細菌，ウィルス，真菌，原虫）
ネフローゼ症候群：	●膠原病
蛋白尿3.5g/1日以上，浮腫	●糖尿病
低蛋白血症6g/dl以下	●痛風
高コレステロール血症250mg/dl以上	●高血圧
急性腎不全：腎機能ストップ	
慢性腎不全：血清クレアチニン2mg/dl以上	

● 食事はポイントが4つ ●●

(1) まず減塩

　新鮮な材料をだしの旨みとか，酢や，香辛料で味付けをして，なるべく薄味にします。煮込み料理は味が濃くなるので，食べる直前に味付けをしましょう。胃に入ってしまえば甘いも辛いも感じないのですが，人は楽しんで食事をしなくては生きている張り合いがありません。ひと工夫もふた工夫もして，毎日の食事を彩りよく仕上げる必要があります。ただし，いくら薄味でも**倍量食べれば塩分も倍になり**ますから要注意です。

だしのうま味で減塩！

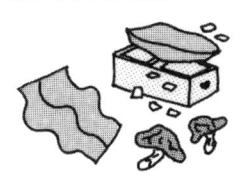

(2) タンパク質制限

　腎機能低下の程度によって，肉や魚，大豆製品を制限していきます。腎不全になると穀類のタンパク質まで制限がかかってくるのでたいへんです。穀類には意外にタンパク質がたくさん含まれているのです。そこで重症の人用に低タンパク米や低タ

タンパク質少なめのお菓子を食べよう！

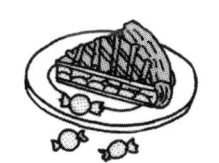

腎炎，痛風，糖尿病性腎症の終着駅は腎透析

ンパクパンが工夫されています。一般的には肉，魚，貝類，乳製品，大豆製品などを少なめにしてください。

(3) カリウム制限

　カリウムは野菜，果物に含まれ，高血圧の人は塩分を摂りすぎてもカリウムの多い野菜などを多く食べれば血管が開き血圧は下がることを勉強しました。ところが腎臓が悪くなるとカリウムは出て行かなくなり，血液のカリウムが上昇しすぎると不整脈が出て心臓が止まってしまうので大問題です。あまり高くなると，カリウムを吸着するまずい薬が処方されるくらいです。

野菜はゆでこぼしてカリウム制限！

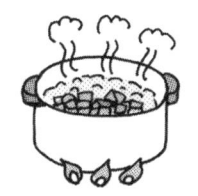

　カリウムは水に溶けだす性質があるため，野菜なら茹でこぼすこと。果物も煮てください。ビタミンCは破壊されますがそれは薬で補うことになります。

(4) カロリーアップ

　ほとんどの病気がダイエットをしなさいといわれるのに，腎臓が悪くなると甘いものやお菓子をたくさん食べなさいといわれます。

　カロリーが足りないと自分の体の筋肉を壊してエネルギーにしますので，肉を食べるのと同じというわけなのです。

肉や魚は見た目でボリュームアップ！

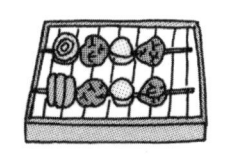

　体重を減らさないように昔はバターと砂糖を混ぜて固め，食欲のない患者さんの口の中に放り込んだ病院もありました。

6-4 腎臓病の食事制限

	エネルギー	タンパク質	塩分	糖質	脂質	水分	カリウム	リン
急性糸球体腎炎	十分に30～35kcal/kg/日	乏尿(400ml以下)1日25g以下	0～3g	十分に	十分に	前日尿量+500ml	1日1000mg	
慢性糸球体腎炎	十分に30～35kcal/kg/日	タンパク価高く0.8～1.0g/kg	6～8g	十分に	十分に	症状なければ制限なし	K上昇なければ1000～1300mg	
ネフローゼ症候群	十分に30～35kcal/kg/日	過剰にしない1.0～1.2g/kg	5～8g むくみあれば0g	十分に	十分に	前日尿量+500ml	制限なし	
急性腎不全透析時	十分に30～35kcal/kg/日	5g以下	3g	300g前後 100g以上必須	73g前後	1日400ml 食事で入らないよう工夫	1日1000mg	
慢性腎不全血液透析前	十分に30～35kcal/kg/日	タンパク価70以上 0.5～0.8g/kg	6～8g	350g	60g	浮腫心不全で制限650ml	1000mg	
慢性腎不全血液透析時	十分に30～35kcal/kg/日	週3回透析1.2g/kg/日	6～8g	粉アメ/カロライナーなど利用	マクトン粉末/マクトンオイル使用	前日尿量+600～800ml 体重増加2kgまで	1300mg以下	700～800mg
慢性腎不全腹膜透析(CAPD)	ダイアニールのブドウ糖引く*	1.4g/kg/日 透析液へ失われる	6～8g	血液透析より多め		血液透析より多め	血清Kで増減	700～800mg

*4.25% ダイアニール1日4回使用時30～35kcal/kgX0.6/日
 1.5% ダイアニール1日4回使用時30～35kcal/kgX0.7/日

資料：腎臓病の食事療法（医歯薬出版）を参考に作成

● **糖尿病末期の糖尿病性腎症になると生活指導，食事療法はまっさかさま** ●●

　糖尿病では，食事をしたら食後の血糖が上がらないようになるべく運動をするわけですが，腎臓病は寝ていなくてはなりません。

　糖尿病ではでんぷんを少なくして，タンパク質を多く摂り，野菜も

その3倍で満腹にするのに，腎臓病の人はでんぷんをたくさん食べ，糖尿病の人が我慢している油ものやお菓子を食べなさいというのです。

　糖尿病でずっと守ってきた生活が否定されてしまい患者さんはとても戸惑います。しかし，腎臓が悪くなるのが一番困ることです。糖尿病はインスリン注射で治療しながら腎臓保護を第一に考えた生活をしてもらうことになります。

腎臓病 ● ひとくちメモ

　人々は毎日なにげなく排尿していますが，ひとたび腎臓が悪くなると，尿が出ないことがどんなにつらいことかひしひしと実感されることになります。

　終着駅の腎透析は，それで死からは遠ざかりますが全く違う人生になってしまいます。なるべく鈍行に乗って終着駅の手前の人生を楽しんでください。ゆっくり走るといろいろな景色が見えてきます。日本人も，もうすこし仕事をセーブして人生の景色を楽しめるといいのですが。

7 寝たきり原因第2位の骨粗鬆症 予防は10代，20代の食事から

　日本人の平均寿命は伸び続け，2016年で女性が87.14歳，男性が80.98歳です。しかし全員が女性87歳，男性80歳まで元気に生きていられるわけではなく，人生最後の数年を寝たきりで過ごす場合も多くなっています。

　男女合わせた寝たきり原因の第1位は，脳卒中による後遺症ですが，女性は骨粗鬆症による脊椎圧迫骨折や，大腿骨近位部骨折による寝たきりがとても増えているので大問題になっています。骨折の原因となる骨粗鬆症患者は1,300万人いて，その80％は女性です。

　日本人は骨に良いといわれるカルシウム摂取が，昔からそれほど多くなく，飽食の現代で唯一足りない栄養素といわれています。特にお年寄りは牛乳を飲む習慣がなかったので乳製品は今でも敬遠する方が多いのが現状です。

　骨は年とともにカルシウムを失っていきますので，長生きするほど骨折のリスクは高くなります。90歳まで骨を丈夫に保つために，お年寄りに骨密度健診が行われるようになりましたが，本当は若いときから対処すべき問題であることがわかってきました。

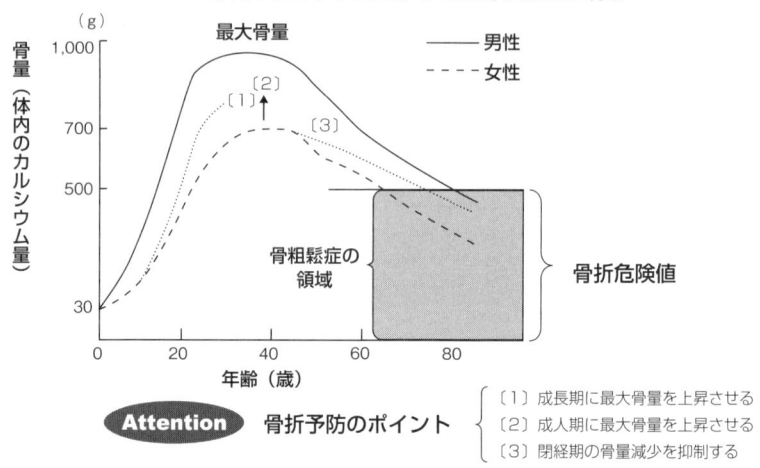

7-1　骨内のカルシウム量からみた骨粗鬆症の病態

骨量（体内のカルシウム量）(g)／最大骨量／男性／女性／〔1〕〔2〕〔3〕／骨粗鬆症の領域／骨折危険値／年齢（歳）

Attention　骨折予防のポイント
〔1〕成長期に最大骨量を上昇させる
〔2〕成人期に最大骨量を上昇させる
〔3〕閉経期の骨量減少を抑制する

● **なぜ女性の骨粗鬆症が多いのか** ●●

　グラフでわかるように，男性も年とともに骨密度は落ちてきます。しかし青年期にしっかり貯蓄をしているので，骨密度が減っても，転んだりして骨折しやすくなる骨折閾値を下回る前に寿命がきます。

　ところが女性は男性に比べて小食です。特に若いときに太りたくないといってダイエットをすると栄養が低空飛行になるので，50年後に骨折，寝たきりの人生が待っていることになる可能性があります。

　女性ホルモンには，コレステロール上昇ブロック，尿酸値上昇ブロック，骨密度を保つなどの非常に有力な働きがあり，生殖年齢の女性の体を守っています。ところが，50歳で閉経になると，コレステロール，尿酸は上昇，骨はスカスカの人生になるので気をつけなくてはなりません。骨密度は閉経直後3年間で30％も減ってしまった報告もありました。

　女性は閉経後も平均で約37年間も生き続けるのですから何とかしなくてはなりません。日本では1990年頃からやっと骨粗鬆症に関心が出てきて，2000年頃から骨密度を保つ薬もたくさん使われるようになってきました。しかし，強力といわれる薬も，骨密度の低下を止めて何

7-2　骨粗鬆症

正常な骨

椎体変形

脊椎圧迫骨折

〈腰椎側面〉

とか現状維持しているだけで，若い時の丈夫な骨に戻すことはできません（2013年に骨密度を上昇させる注射が出た）。

　女性ホルモンはどうでしょう。アメリカでは，いつまでも若いままいられるというので，閉経後のホルモン補充療法が盛んでした。コレステロールも下げるので心筋梗塞予防にもなりますし，骨粗鬆症も予防します。いつまでも若々しく見えますから，一石三鳥でした。70歳でも女性ホルモンを飲んでいる人はたくさんいました。

　ところが大規模試験で，子宮がん，乳がんが増えたので5年以上続けてはいけないということになり，アメリカ女性は大パニックです。日本人は老いをありのままに受け入れる国柄なので，閉経後女性の3％くらいがこの療法を受けていただけでしたから，あまり混乱はありませんでした。しかし，他の手段で骨粗鬆症対策を取らなくてはならなくなりました。

● **骨の代謝：骨形成と骨吸収の繰り返し** ●●

　骨はとても固く，できあがったらそれをずっと維持しているイメージがあります。ところが実際は古い骨が壊され，新しい骨の組織に入

骨吸収 骨形成

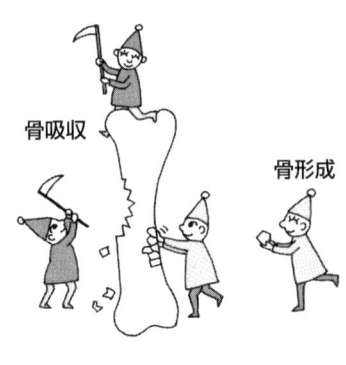

れ替わる代謝回転が繰り返されています。これをリモデリングと呼んでいます。骨吸収期には破骨細胞が古い骨を破壊して吸収します。骨吸収が一段落すると，骨芽細胞が増え，骨形成期に入ります。骨芽細胞は類骨を形成しそこにカルシウム（ハイドロキシアパタイト）が沈着します。皮膚の細胞が常に入れ替わっているように，硬い骨の中でも同じことが行われ，常に最良の状態を保とうとしているのです。

閉経後に急に骨密度が減るのは，女性ホルモンが減少して骨吸収が亢進するためです。骨形成も頑張って亢進しますが追いつきません。この時期を高代謝回転期といいます。

閉経後10年以上経つと，骨も元気がなくなり骨形成も落ちる時期になり，低代謝回転期となります。高代謝回転期に女性ホルモンの補充をすると骨密度を保つには理想的ですが，女性の一番嫌いな乳がん，子宮がんになるリスクが上がってまでやりたくないので別の方法を考えなければなりません。

● 10代，20代の食事と運動で骨のカルシウムを蓄積 ●●

骨密度のグラフを見直してください。女性ホルモン分泌が盛んな思春期から30歳までは骨密度を上げるチャンスです。

ところがダイエットで大事な栄養やカルシウムの摂取が足りなかったり，妊娠で胎児にカルシウムを取られたりと，この時期の女性のカルシウム摂取は理想的とはいえません。また，若い人に骨粗鬆症予防といっても，お年寄りの話だと乗ってきてくれません。

むかし栄養が悪かったころは，子どもひとり生むたびに歯が1本抜けるといわれました。いまは医学も進みメカニズムもわかってきたの

ですから，骨粗鬆症予防は中学，高校の保健の授業でしっかり教えてもらいたい分野です。

カルシウムは1日必要量最低600mg。大まかに牛乳3本，または同量のヨーグルト，または角チーズ5個です。乳製品ばかりと思われるでしょう。日本人は海草，小魚からもカルシウムを摂ってきました。海水にはカルシウムが豊富なので，海草や骨ごと食べる小魚にたくさん含まれています。でも，乳製品のほうが腸からの吸収がよいので，600mg分は乳製品から摂り，海草，魚はプラスアルファと考えることをお勧めします。特に若い人は海草，小魚のメニューは少ないと思うので，30歳までの貯金の時期に乳製品が少ないとしっかりした骨にはなりません。

患者さんに乳製品の摂取状況を聞くと「牛乳？　毎日飲んでいますよ」と大いばりです。「では何杯？」と聞くと，ほとんどの人が「朝1杯」というのです。「ではヨーグルトは？」というとみな小さなカップ1個で自分は十分摂っていると考えています。

では牛乳を飲むとお腹をこわす人はどうしたらいいでしょう。乳糖を分解する酵素がない乳糖不耐症の人は下痢をしてしまいます。乳糖はヨーグルトの上に出てくる水の部分にあります。チーズを作るとき，この水は絞ってしまうのでチーズならお腹をこわさないでしょう。実際老人ホームで食べてもらって誰も下痢をしなかったので安心して食べてください。ただし，コレステロールの上がりやすい人はヨーロッパの柔らかいチーズは脂肪分が多いので要注意です。

カルシウムは骨や歯のために必要な栄養素と考えられていますが，人体では，血液凝固，酵素反応，筋肉の収縮，神経の伝達など，なくてはならない元素なのです。カルシウムは血液凝固の第3因子なので，欠乏したら血友病のごとく血も固まりません。

血液中に一定量なければ，骨から取りだして賄わなければならないので毎日，補充する必要があるのです。若いときだけではなく一生外

7-3 カルシウム所要量

成人1日必要量　600mg／day

乳製品

スキムミルク
[大さじ4杯/25g]
275mg

牛乳
[1本/200g]
220mg

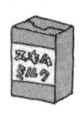

プロセスチーズ
[1cm厚1切/20g]
126mg

ヨーグルト無糖
[1カップ/100g]
120mg

アイスクリーム
[1カップ/71.4g]
100mg

魚介類

ワカサギ
[70g]
315mg

素干しサクラエビ
[5g]
100mg

シジミ
[約25粒/20g]
26mg

イワシ丸干し
[30g]
132mg

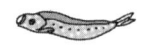

シラス干し
[大さじ2杯/10g]
52mg

大豆製品

木綿豆腐
[半丁/150g]
180mg

納豆
[1パック/50g]
45mg

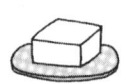

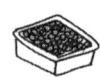

生揚
[半分/110g]
264mg

凍り豆腐
[1コ/20g]
132mg

野菜・海藻類

小松菜
[1/4束/95g]
162mg

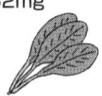

チンゲンサイ
[70g]
70mg

干しワカメ
[2g]
16mg

白いりゴマ
[小さじ1杯/3g]
36mg

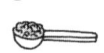

乾燥ひじき
[10g]
140mg

かんてん
[7g]
46mg

焼のり
[5g]
14mg

切り干し大根
[20g]
108mg

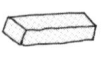

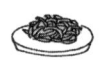

から補い，骨の貯金を取り崩さないようにする必要があります。

　運動も大事です。重力に逆らった運動は，骨に刺激を与え，骨密度が保たれます。宇宙の無重力状態では，1週間で1％の骨密度減少があったことが報告されました。NASAが打ち上げたロケットに乗った宇宙飛行士は，長期滞在のためには筋肉と骨の衰えを防止するため宇宙ステーションの中で，オリンピック選手並みのトレーニングをやっているようです。

　おなじく浮力のある水の中でも効果はありません。高校時代水泳選手だった私は，40代でこのようなことを学んだのであとの祭りでした。こわごわ骨密度や，骨カルシウムの溶け出しのマーカーを測ったところ，同年齢の平均よりかなり良い状態だったので安心しました。陸上トレーニングが骨密度に効果があったのかもしれません。

　いまお年寄りのあいだで，プールでの水中ウォーキングが盛んです。膝や筋肉を鍛え，血液の循環を良くするのは効果的だと思いますが，骨のためには地上を歩いてもらったほうがよいと思っています。

● カルシウム以外の栄養も大事 ●●

　骨粗鬆症の啓蒙を日本で本格的に始めた東京大学老年科の教授であった折茂肇先生は，東日本に骨折が少ないと発表しました。皆はなぜかと首をかしげたのですが，先生は東日本だけ食べて西日本で食べないものは納豆だといわれました。

　納豆にはビタミンKが豊富です。ビタミンKは，腸からのカルシウム吸収を促進し，骨芽細胞を増殖させたり，骨吸収を阻害したりと，骨粗鬆症予防には欠かせない栄養素です。確かに西日本の人たちは，納豆嫌いが多いと聞きます。なるべく食べるといいですね。

　もうひとつ骨に大事な栄養素はビタミンDです。食べものから摂ったビタミンDは，腎臓で活性型ビタミンD_3になり，ビタミンKと同様，腸からカルシウム吸収促進，骨で骨芽細胞の骨基質蛋白の合成

7-4 食事による骨粗鬆症の予防

カルシウム摂取

一日所要量：成人　600mg（日本人平均　525mg）
　　　　　　学童　500mg～700mg
　　　　　　妊婦　1000mg～1100mg

- 牛乳は吸収効率が良い。600mg は牛乳3杯，ヨーグルト3カップ，ベビーチーズ5個，豆腐2丁，小松菜1束も600mg
- 小魚，海草は吸収が悪い

ビタミンD（日光にあたると活性型ビタミン D_3 に変化）

一日所要量：成人　100 IU（日本人平均240 IU～370IU）　＊IUは国際単位
　　　　　　乳幼児，妊婦　400IU

- カルシウム吸収増加，骨量維持
- 椎茸より魚に多い。生鮭1切1300 IU，うなぎ1串760IU，サバ1切440IU

タンパク質

- 最大骨量を高めるが，多すぎると尿中へのカルシウム排泄促進

ビタミンK

- 腸からのカルシウム吸収促進，尿からの排泄抑制，骨芽細胞増殖と骨吸収抑制で骨量を増加させる
  ＊納豆に多いがワーファリン服用者は禁忌

カルシウム吸収阻害物質に注意（多いと将来骨粗鬆症）

- 過剰のリン（加工食品，清涼飲料水），コーヒーのカフェイン（3杯以上）
- 食塩，砂糖，アルコール（エタノール27g以上：日本酒約3合，ワイン1/3本）
- タバコ（20本以上：ニコチンがカルシウム吸収低下と女性ホルモン低下作用）
- 食物繊維，穀類のフィチン酸，ほうれん草の蓚酸

Attention

骨粗鬆症の予防と治療ガイドライン2015年版では，カルシウム800mg以上，ビタミンD400～800IU，ビタミンK250～300μg，タンパク質女性50g，男性60gとなり日本人にとってハードルは高い

7-5 ビタミンDを多く含む食品

食品	1回使用量 (g)	ビタミンD (μg) [IU]
きくらげ	1	4.4 [176]
サケ	60	19.2 [768]
うなぎのかば焼き	100	19.0 [760]
サンマ	60	11.4 [456]
ヒラメ	60	10.8 [432]
イサキ	60	9.0 [360]
タチウオ	60	8.4 [336]
カレイ	60	7.8 [312]
メカジキ	60	6.6 [264]
なまり節	30	6.3 [252]

資料：五訂増補日本食品標準成分表より引用

7-6 ビタミンKを多く含む食品

食品	1回使用量 (g)	ビタミンK (μg)
卵	50	7
納豆	50	300
ほうれん草	80	216
小松菜	80	168
にら	50	90
ブロッコリー	50	80
サニーレタス	10	16
キャベツ	50	39
カットわかめ	1	16
のり	0.5	2

＊ビタミンKはこのほかに，植物油に含まれている。

をするので骨リモデリングの維持に欠かせません。

　日本人はシイタケを食べて日に当たればビタミンDができると教わりましたが，魚のほうが多いので，魚をたくさん食べてください。いま若者の魚離れが深刻のようです。特に若い女性には魚を食べてもらわないと困ります。女性は美肌のために日光に当らないのも問題です。

　タンパク質も大事です。体の構成はタンパク質が基になっているので，いくら骨はカルシウムといっても，肉や魚，乳製品，大豆などで，タンパク質を十分摂ってもらう必要があります。魚，乳製品，納豆は骨粗鬆症予防のために必要な栄養も含まれているのでぜひお勧めです。

● 骨のためにやってはいけない三悪 ●●

(1) タバコ

　タバコを20本以上吸うと，血液中の女性ホルモンが低下します。女性ホルモンは骨にとって最大の味方なので，減らしてはたいへんです。ニコチンもカルシウムの吸収を阻害しますし，一酸化炭素

(Co)は，赤血球のヘモグロビン（Hb）に強く結びついて骨への酸素運搬に支障をきたすので，特に女性の喫煙はやめてもらいたいと思います。

(2) コーヒー

コーヒーは3杯以上飲むと，尿へのカルシウム排泄が促進されるのでせっかく摂ったカルシウムを流してしまうようなものです。3杯以下にしてください。

(3) アルコール

アルコールもたくさん飲むと，腸管からのカルシウム吸収を阻害するのでやはり良くないものです。

最近はタバコもお酒も飲む女性が増えてきました。男性と同等に仕事もお酒もタバコも……となるのですが，性差の医学が発達するにつれて，女性はお酒にとても弱いことが分かってきました。あまり強がらず，自分を大事にしてください。

骨粗鬆症 ● ひとくちメモ

椅子に座ったまま手をのばして物を取ろうとしたら，ボキボキッと肋骨が3本折れてしまったおばあさん。横着をして座ったまま取ろうとしたのがいけなかったのだと嘆くことしきり。

大腿骨の付け根である頸部を骨折したら，3か月後に反対側を同じように骨折してとうとう車いすになってしまったおばあさん。

転んで腕が痛かったけど治ると思って自宅にいたが，あるとき腕の長さが違うのでレントゲンを撮りに来て，骨が折れて重なったままくっついてしまったことがわかったおばあさん。

診療所にはそういったお年寄りがたくさんです。どれも若いうちから気をつければ予防できることです。

8 がんも食事で予防を考える時代

　1981年から日本人の死亡原因第1位はがんです。その数は人口の1/4から1/3になりつつあり，3人に1人ががんで死ぬ時代になってきました（罹患率は50％に近づきつつある）。

　がんは細胞の核にある遺伝子DNAの傷の修復がうまくいかないところから始まります。その場所が細胞分裂を制御するところだとがん細胞となり増殖を始めます。どんどん大きくなったがんは体の栄養を吸い取ります。機能も損なわれて死に至ります。

　日本人は広島，長崎の原爆を経験していますので，放射線に当たるとがんになるという意識が強く，恐れてきました。また，タバコも肺がんになるというので禁煙運動も盛んです。もちろん，この2つは発がんの大きな要素ですが，いつも食べている食べ物でがんになると考える人はあまりいないでしょう。

● がんの原因，35％は食事から ●●

　イギリス人のドル博士はアメリカ人の発がん要因を分析して，がんの70％は生活習慣によると発表しました。日本でがんが死因の第1位になった1981年のことです。世界中がたいへん驚いた発表でしたが，その後，動物実験や疫学調査などでこの説の正しいことがだんだん証

8-1　ヒトのがんの発生要因

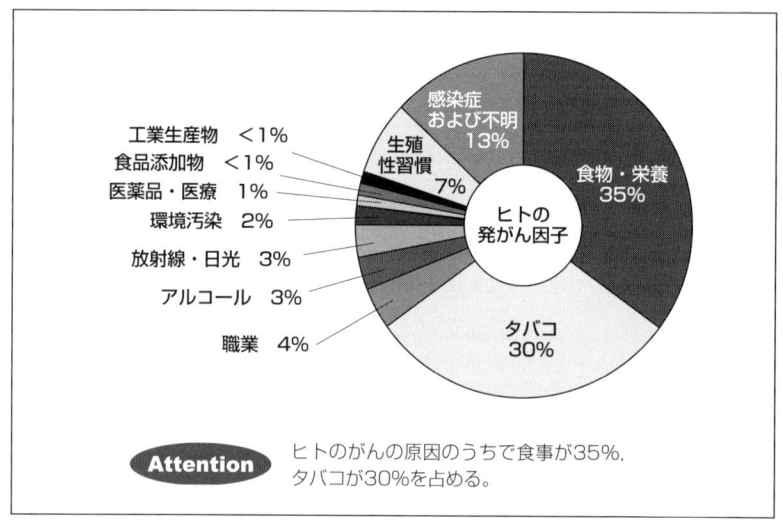

- 工業生産物　＜1%
- 食品添加物　＜1%
- 医薬品・医療　1%
- 環境汚染　2%
- 放射線・日光　3%
- アルコール　3%
- 職業　4%
- 生殖性習慣　7%
- 感染症および不明　13%
- 食物・栄養　35%
- タバコ　30%

（ヒトの発がん因子）

Attention　ヒトのがんの原因のうちで食事が35%，タバコが30%を占める。

資料：リチャード・ドルら（1981）より引用

明されてきました。中でも一番がんに関係しているのは食事だというのです。

　放射線，紫外線，タバコなら防ごうと思えば，自分で注意することでそれはあまり困難ではありません。しかし食べ物は，情報を知らないといつの間にか体の中で発がんに働いてしまうので，勉強をして自分を守らなくてはいけません。まずがんのでき方を知り，予防を考えていきましょう。

● がんはいくつもの段階で長年月をかけてできあがる ●●

　まず，がんの発生について知ってください。がんは体のどこかで見つかってから，1年とか2年で死んでしまうので，嵐のようにすごい勢いで襲いかかる病気と考えられています。ところが，1個のがん細胞から1センチの大きさになるのに，なんと20年ちかくもかかるのです。

はじめ細胞が変異して怪しい顔になります。そのときなら1個のがん細胞はリンパ球が100個あればやっつけられます。ところが，その包囲網をすり抜けて生き延びるとだんだん増殖を始めます。ひそかにそれを助ける物質があるとどんどん強くなり，いつの間にか手のつけられない無法者になってしまうのです。

　がんの発生はいま，多段階発がん説で説明されています。細胞のDNAを傷つけるのをイニシエーター（発がん物質　がんの生みの親），立派ながんに育てるのをプロモーター（発がん促進物質　がんの育ての親），もっともっと大きく育てていく後ろ盾が増殖促進物質といわれています。

　この説が出てから，世界中の研究者は，いろいろなものを細胞や動物に投与して，発がん物質や促進物質を探し出しました。日本人の大好きなワラビも発がん物質であることがわかってしまいました。カビも発がん性が疑われました。研究者たちは真っ先に，何を調べたと思いますか？　納豆と，ブルーチーズでした。見たところはいかにも怪しいのに，この2つはシロだったのです。これから発がん物質の主だったものを見ていきましょう。

納豆とブルーチーズはOK

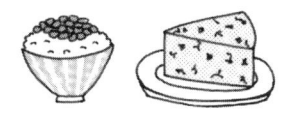

● **がん細胞はイニシエーターの存在から作りだされる** ●●

(1) **放射線**

　原爆や原子力発電所の事故による被ばくは論外ですが，身近にあるのは医療用放射線です。レントゲン検査など，若い人はなるべく少なくしたほうがいいでしょう。病気になった場合はどちらが有用かを考えて決めます。

　日本人がやたらとCTを撮ると世界から批判されています。CTも線量が少ないとはいえ放射線なのでたくさん撮るのは考えもので

がんも食事で予防を考える時代

8-2 発がん説

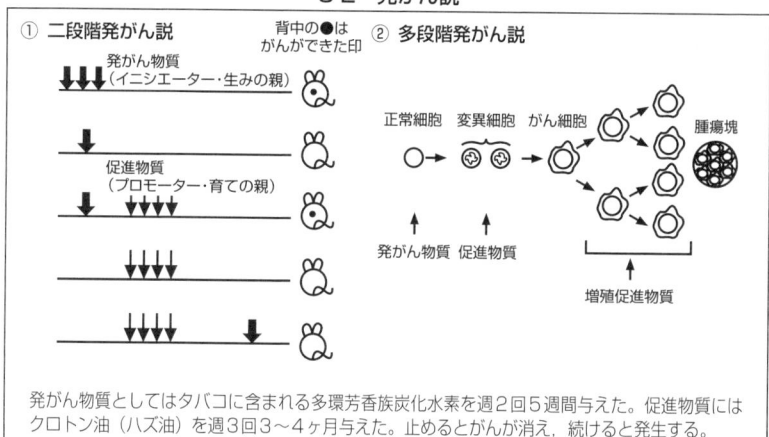

① 二段階発がん説　　② 多段階発がん説

発がん物質としてはタバコに含まれる多環芳香族炭化水素を週2回5週間与えた。促進物質にはクロトン油（ハズ油）を週3回3～4ヶ月与えた。止めるとがんが消え，続けると発生する。

（末桝惠一監修『最新がん全書』世界文化社，1991年より）

す。しかし60歳ならその後20年たって放射線によるがんになるよりも，いまの病気を助けてもらったほうがいいと思います。

(2) 紫外線

　紫外線は皮膚がんをおこすので，日に焼けた健康的な肌というイメージはすたれ，美白が流行してきました。

　オゾン層が破壊され，短波長の有害紫外線が降りそそぐようになってきたのも一因です。地球は両極でオゾン層の減りかたが激しいので，南極と北極に近い地方は注意が必要です。オーストラリアでは小学校で日焼け止めクリームの塗り方を指導しています。

(3) ウイルス

　ウイルスによる発がんもわかってきました。ウイルス感染の予防はワクチンによる予防接種しかありません。肝臓がんができるとされるB型肝炎ウイルスはワクチンができました。出産時に母から子どもに感染するので，生まれてすぐワクチン接種をすることによりB型肝炎ウイルスの母子感染のルートは断ち切ることができました。

C型肝炎のワクチンはまだないのですが，2016年にアメリカのギリアド・サイエンシズ社が100％ウィルスを死滅させる薬を世に出しました。

　子宮頸がんはヒトパピローマウイルスの感染で起こります。若年でのセックスによる感染ががんの原因とわかったので，それを防ぐために海外では子どものうちに予防接種をして効果が上がっているといいます。日本ではやっと認可されたと思ったら副作用で訴訟が起り2016年から中断しています。

　EB（Epstein-Barr：発見者の名前）ウイルスは発がん多段階説を証明するようなウイルスです。アフリカの子どもたちにできるバーキットリンパ腫は，ミドリサンゴがプロモーターです。アフリカの人は，病気になるとミドリサンゴの木の皮を煎じて飲み，傷には樹液を塗っているそうです。ところが，EBウイルスに感染した後だと，それらはがんの促進物質として働き，首のリンパ腺がゴムボールのように大きく腫れるがんになります。ミドリサンゴが促進物質であることを突き止めたのは日本人の研究者でした。

　中国人がEBウイルスに感染すると鼻咽頭がんになります。クロトン草がプロモーターであるとわかっています。やはり病気のときに漢方薬として煎じて飲むのだそうです。

　EBウイルスは子どものときに感染すると無症状。成人後は伝染性単核症という病気になり熱が続きます。4週間で治りますが，血液を見ると白血病かと間違うような細胞が出るので，油断のならないウイルスです。

　日本に多い成人T細胞白血病ウィルスは母乳から乳児に移行するので人工栄養でブロックします。

(4) 化学因子

　化学物質には環境汚染物質も含まれます。コールタールの発がん性を初めて見つけたのはイギリスの開業医でした。ポット先生は煙突掃除人に陰嚢がんが多いのは，石炭のススのタールが浸みこんで

陰嚢のひだについたままになるためではないかと考えました。煙突の中は狭いので子どもが入り掃除をします。貧しい子どもは体を洗うこともなく毎日働き，大人になるころがんになりました。ポット先生が体をよく洗うように指導したらがんが減ったということです。

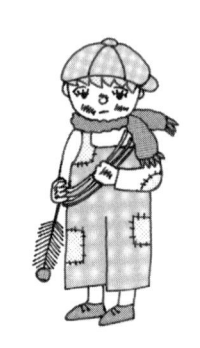

そこで世界中の研究者がコールタールを動物に塗ってがんを作り出せるか実験をしました。なかなか成功しませんでしたが，日本人の山際勝三郎と市川厚一によって世界初の実験がんができました。他の研究者達は3か月ほどでやめてしまいましたが，兎の耳の内側に6か月間塗り続けたのです。1915年のことです。

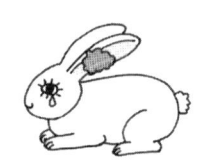

環境発がんで今騒がれているのは石綿（アスベスト）です。ディーゼルエンジンの排気ガスも肺がんになります。ベトナム戦争で使われたダイオキシンはあらゆるがんを作りだします。ベトナム人も苦しみましたが，ダイオキシンを製造していたアメリカ本国の工場周辺の住民や，ベトナムからの帰還兵にもがんが増えました。

タバコは150種以上の発がん物質を含み，たちの悪いことに生みの親と育ての親の二役をこなしています。さすが一種類で発がんの30％を担っているだけのことはあります。がん家系の人は絶対タバコからは遠ざかったほうがいいのです。

(5) **食べ物**

食べ物はワラビやフキノトウの発がん性がいわれています。特に熱い食べ物と一緒だと，粘膜がただれ，発がん物質が侵入しやすくなります。日本人の好む熱い山菜そばは食道がんが危険です。

たんぱく質のこげ目でも実験的には発がんできます。マウスに投与すると胃がんができますが，人に換算すると，どんぶり一杯以上

とのことですので賛否両論です。でも肉や魚の黒こげになった部分はやめたほうがいいでしょう。

ピーナツのカビが作り

8-3　発がん性のあるカビの種類

- ピーナツのカビ　　アフラトキシン B_1
- 米のカビ　　　　　ルテオスキリン
- 漬物のカビ　　　　ステリグマトシステン
- 餅のカビ　　　　　オクラトキシン

だす毒素アフラトキシン B_1 は，ごく微量で肝臓がんになる物質です。高温多湿の場所で発生するカビです。東南アジアから輸入されたピーナツに付いていることがあるので，検疫で見つかると廃棄処分しています。アメリカで干ばつだった年のトウモロコシにも発生しましたし，中国から輸入したコメにもついていました。

(6) 自分の体内でも発がん物質を作り出してしまう

　魚の臭みのもとになる二級アミンは，亜硝酸塩と一緒に胃の中に入ると，酸性の胃液で反応が進み，ジメチルニトロソアミンというかなり強烈な発がん物質を産生することがわかっています。

　魚だけなら何の問題もないのに食べ合わせで危険な物質ができてしまうので知らないと大変です。

　二級アミンは，魚が古くなるほど増えていきます。あの生臭さが目安です。肉も古いと増えているのでいずれも，新鮮なうちに食べましょう。

　では，亜硝酸塩は何に含まれているのでしょう。ハムやソーセージを買うとき，パックの裏側を見てください。発色剤としてほとんどすべてに書かれています。魚肉ソーセージではこの2つがまとまって入っているので胃の中でジメチルニトロソアミンができてしまうことになります。

　窒素肥料を使って作った野菜にも窒素から亜硝酸塩ができてしまうので，野菜と魚の組み合わせも厳密にいうとバツです。そこで有機農法の野菜が必要になってくるのです。

　いまブームの韓国料理。唐辛子のカプサイシンが，代謝を高めて

がんも食事で予防を考える時代　73

8-4　体内で作りだしてしまう発がん物質

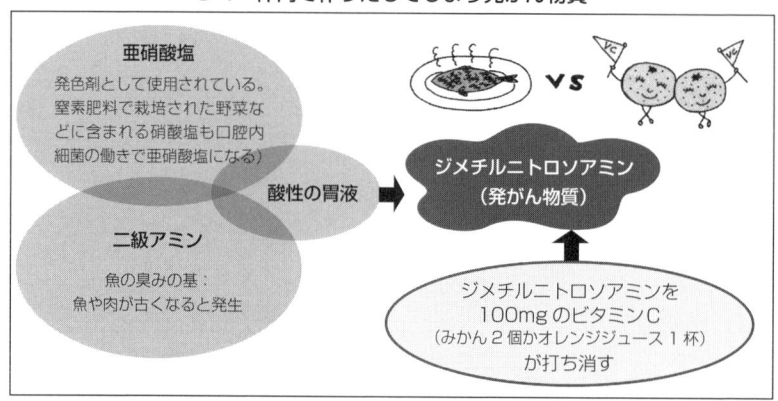

亜硝酸塩
発色剤として使用されている。窒素肥料で栽培された野菜などに含まれる硝酸塩も口腔内細菌の働きで亜硝酸塩になる）

二級アミン
魚の臭みの基：
魚や肉が古くなると発生

酸性の胃液 → **ジメチルニトロソアミン**（発がん物質）

ジメチルニトロソアミンを100mgのビタミンC（みかん2個かオレンジジュース1杯）が打ち消す

　痩せるので，若い女性に人気です。ところがキムチは魚のはらわたで作った塩辛を使います。魚の内臓を使うので二級アミンは多いと考えたほうがいいでしょう。白菜が窒素肥料で育てられたものだと，発がん物質の材料はそろってしまいます。

　唐辛子で胃の粘膜がただれるのでよりリスクは高くなります。韓国胃炎として有名なくらい韓国人には胃炎が多く，また韓国はアジアの中ではダントツ胃がんが多いのも怪しいところです。

　ジメチルニトロソアミンは100mgのビタミンCで打ち消せるので，キムチを食べたらビタミンCを一緒に摂りましょう。100mgのビタミンCは，ミカン2個か，1杯のオレンジジュースが目安です。

● がんを育てるプロモーター ●●

(1) 塩

　日本人に一番多かったのは胃がんでした。医療従事者は躍起になって検診で早期胃がんを見つけて手術で取り去る努力をしました。しかしある時期から急に胃がんにかかる人が減り始め，日本人男性のがん1位は肺がんになりました。

　なぜ胃がんだけが日本人に多かったのか？　ハワイやブラジルに

8-5 発がんイニシエーターとプロモーター

発がんイニシエーター（発がん物質）
物理因子：放射線，紫外線
生物因子：ATLウイルス→成人T細胞白血病 　　　　　　EBウイルス→アフリカではバーキットリンパ腫（ミドリサンゴがプロモーター） 　　　　　　　　　　　　中国では鼻咽頭がん（クロトン草がプロモーター） 　　　　　　　　　　　　アメリカは伝染性単核症 　　　　　　B型肝炎ウイルス→肝臓がん（ウイルスキャリアから） 　　　　　　C型肝炎ウイルス→肝臓がん（慢性肝炎から肝硬変を経て） 　　　　　　ヒトパピローマウイルス→子宮頸がん，陰茎がん
化学因子：コールタール（ジベンゾアントラセン，ベンツピレンなど）→陰嚢がんなど 　　　　　　わらび（プタキロサイト）→食道がん 　　　　　　ピーナツのカビ（アフラトキシンB_1）→肝臓がん 　　　　　　タバコ（ニトロソアミン他200種以上）→あらゆるがん 　　　　　　肉や魚のこげ目（ヘテロサイクリックアミン）→胃がん？ 　　　　　　ディーゼルエンジンの排気ガス（NOx，ニトロピレン，石綿など）→肺がん 　　　　　　枯葉剤（ダイオキシン）→さまざまのがん，奇形 　　　　　　ソテツ（サイカシン） 　　　　　　フキノトウ（フキノトキシン）→食道がん，胃がん
発がんプロモーター（発がん促進物質）
サッカリン　　　　→膀胱がん 胆汁酸　　　　　　→大腸がん ホルモン補充療法（エストロゲン）→子宮内膜がん，乳がん 経口避妊薬　　　　→肝臓がん，子宮内膜がん 排卵誘発剤　　　　→子供に神経芽細胞腫や悪性リンパ腫 成長ホルモン　　　→白血病 塩分　　　　　　　→胃がん 高カロリー食　　　→過酸化脂質を介してあらゆるがんに

　移民した日本人の二世，三世には胃がんより大腸がんが増えたので，日本人特有の食事が疑われました。

　日本人の食事で絶対必要なものは塩です。そこでマウスに胃がんを作り，一方はえさと真水で飼育のグループ，他方はえさと薄い食塩水で飼育するグループに分けて観察しました。マウスは食塩水を

飲まないと思われるかもしれませんが，私たちが食事のときにお汁を飲むようにマウスも薄い食塩水は喜んで飲むのです。そうしたら食塩水を飲んだマウスのがんはどんどん大きくなって早く死んでしまいました。

昔の日本では，食物を塩漬で保存していましたので，胃がんのプロモーターとして作用してしまったのでした。現在はコールドチェーンが発達して，塩漬にしなくても保存できます。胃がん予防の一番の功労者は冷蔵庫ともいえます。高血圧予防のための塩分控えめのキャンペーンも知らないうちにがん予防の大きな役割を果たしています。

(2) 胆汁酸

胆汁酸も発がん促進物質であることがわかっています。油の多い食べ物が十二指腸に入ると，胆嚢から胆汁が十二指腸に出てきます。大腸でがんがあるとそこにいって促進的に働きます。

高カロリー食も過酸化脂質を介してあらゆるがんを促進する可能性があるので，油脂の多い食べ物は，動脈硬化だけではなく，がんにも悪いのです。がんになったから体力をつけなくてはと，たくさん食べるとかえってがんを育ててしまうことがありますので逆効果になります。

(3) サッカリン

サッカリンは膀胱がんの促進物質ですが，糖尿病を悪くするよりいいと，砂糖のスティックと一緒にレストランのテーブルに置いてあります。若い人はダイエットのつもりでは使わないほうがいいでしょう。

(4) 乳脂肪

ピンクリボンで有名になった乳がん。女性にとっては死活問題ですね。昔の日本ではほとんど見かけなかったがんですが，すごい勢いで増えています。

8-6 部位別にみたがんの予防法

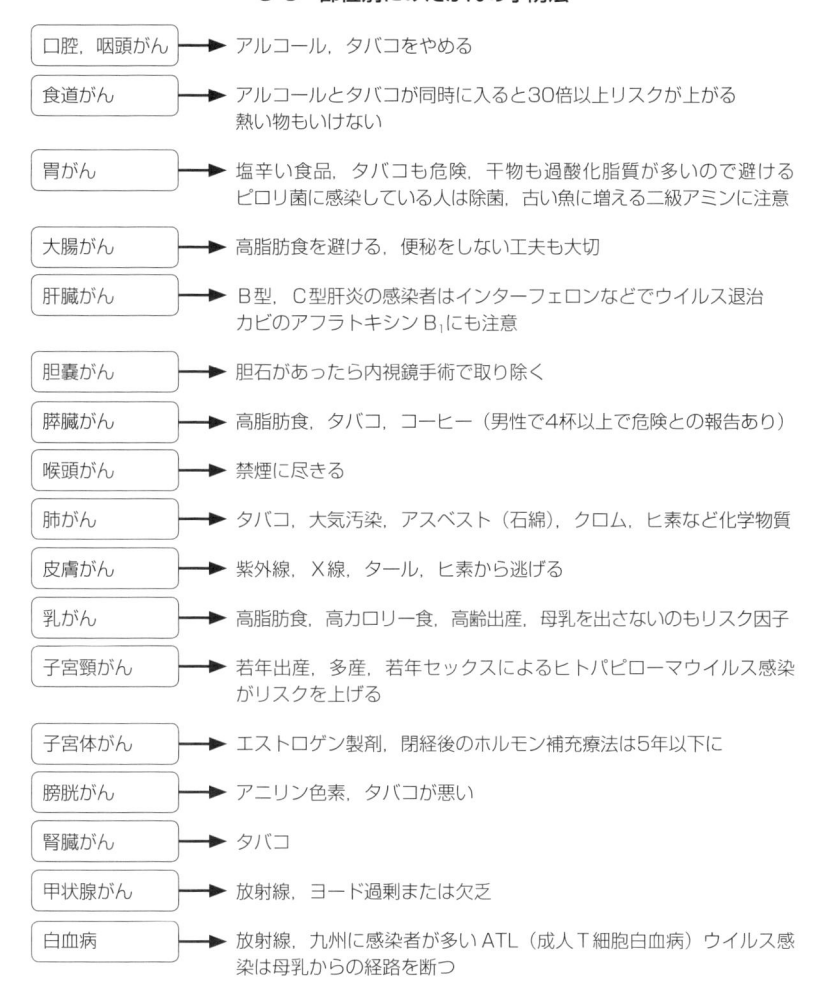

部位	予防法
口腔，咽頭がん	→ アルコール，タバコをやめる
食道がん	→ アルコールとタバコが同時に入ると30倍以上リスクが上がる 熱い物もいけない
胃がん	→ 塩辛い食品，タバコも危険．干物も過酸化脂質が多いので避ける ピロリ菌に感染している人は除菌，古い魚に増える二級アミンに注意
大腸がん	→ 高脂肪食を避ける，便秘をしない工夫も大切
肝臓がん	→ B型，C型肝炎の感染者はインターフェロンなどでウイルス退治 カビのアフラトキシン B_1 にも注意
胆嚢がん	→ 胆石があったら内視鏡手術で取り除く
膵臓がん	→ 高脂肪食，タバコ，コーヒー（男性で4杯以上で危険との報告あり）
喉頭がん	→ 禁煙に尽きる
肺がん	→ タバコ，大気汚染，アスベスト（石綿），クロム，ヒ素など化学物質
皮膚がん	→ 紫外線，X線，タール，ヒ素から逃げる
乳がん	→ 高脂肪食，高カロリー食，高齢出産，母乳を出さないのもリスク因子
子宮頸がん	→ 若年出産，多産，若年セックスによるヒトパピローマウイルス感染がリスクを上げる
子宮体がん	→ エストロゲン製剤，閉経後のホルモン補充療法は5年以下に
膀胱がん	→ アニリン色素，タバコが悪い
腎臓がん	→ タバコ
甲状腺がん	→ 放射線，ヨード過剰または欠乏
白血病	→ 放射線，九州に感染者が多いATL（成人T細胞白血病）ウイルス感染は母乳からの経路を断つ

Attention

どこにでも登場するタバコは，がんにとっては何よりも悪い！！

資料：末舛惠一監修『最新がん全書』世界文化社，1991年より一部抜粋

子どもを母乳で育てない人にできるとか，乳脂肪の多量摂取が関係するとの説があります。確かに子どもを産む数は減り，仕事をする女性も多くなったので，子どもに母乳を長く飲ませません。身近にはアイスクリーム，生クリームやバターの多いケーキ，フランス料理など，女性の好きなものばかりです。

乳脂肪をたくさん食べすぎず，いつも自分で乳房を診察してください。生理が終わった後，平手で乳房を押してみて固いものに触れたらまずは専門医受診を。乳房に陥没したところがあってもすぐ行ってください。エクボといって，がんによるひきつれの場合があります。がんが小さいうちなら乳房を全部取らなくても治療できます。

● 現時点で有効と思われる食事によるがん予防とは ●●

1997年，米国がん研究財団と世界がん研究基金は，3年かけて何ががんを予防するのに有効かを調べました。

がん予防の15カ条です。欧米人の生活の視点から書かれているので，日本人の良く食べる魚が抜けていますが，今の若い人はほとんど欧米並みの食生活なので参考にしていいでしょう。

個々の食品や栄養素についても，研究は進んでいます。

ビタミンAやβカロチン，ビタミンC，Eなど，がんを抑制する報告が相次いでいます。そこで人々はこぞってビタミン剤を服用して安心しているのですが，なぜか食品で摂るより効果がなく，かえってビタミンAやEは大量に摂ると発がんを促進する方向に行くというのですから気をつけてください。βカロチンを人参で摂ろうとしても一度に3本も食べられませんが，ビタミン剤10粒飲むのは簡単なので過剰症になります。

食物繊維は人の腸管で吸収されない物質です。食べ物の発がん物質を吸着して便とともに体外に排泄して，大腸がん予防に良いとされています。最近の研究でもやはり有効と出ましたので，野菜や海藻でた

8-7 がん予防に良いとされている食品，栄養素

ビタミンA，βカロチン	
レチノール：うなぎ，チーズ βカロチン（体内で1/3がビタミンAに変換） 　　　　：人参，カボチャ，ピーマン，小松菜，ほうれん草，柿 　●抗酸化作用があるが，特に不足気味の人は摂取でがんを抑制する 　　という	
ビタミンC	
多くの野菜，果物に含まれる。 　●肉，魚の二級アミンと食品添加物の亜硝酸Naから，胃の中で酸 　　性の胃液と反応してニトロソアミンが生成されるのを防止する。 　　抗酸化作用もある	
ビタミンE	
コーン油，ゴマ油，大豆油，ゴマ，ナッツ，ぬか，筋子，たらこ，卵 黄，うなぎ，かつお，菜の花，シソ，パセリ，落花生 　●不飽和脂肪酸と酸素の結合を妨げ，活性酸素を無毒化するという	
食物繊維	
水溶性食物繊維：果物のペクチン，海草のアルギン酸，こんにゃくの 　　　　　　　　マンナン 不溶性食物繊維：穀類，野菜のセルロース，ヘミセルロース，リグニン 　　　消化管で発がん物質吸着，胆汁酸吸着，善玉大腸菌を増やす	
ポリフェノール	
緑茶のカテキン：1日10杯以上飲む静岡県人に胃がんが少ない 　　　　　　　（毎回新しい茶葉で入れた日本茶を飲むこと） トマトのリコピン：1日5〜10mgで，前立腺がん，肺がん，胃がん， 　　　　　　　すい臓がん，大腸がんなどを予防すると報告されている 大豆のイソフラボン：乳がん発生率を低下させるが，過剰ではエストロゲン作用が出て， 　　　　　　　　がんを増加（サプリメントは危険）	
アブラナ科の野菜	
キャベツ，ブロッコリー，カリフラワー，芽キャベツ 　●イソチオシアネートがチトクロームP450活性を抑え肺がんを予 　　防。乳がんも予防	
キノコ類	
椎茸，しめじ，まいたけ，なめこ，エリンギなど 　●βグルカンが，がん細胞の発生を阻止する	

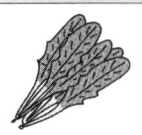

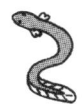

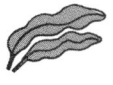

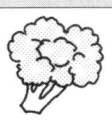

くさん摂るといいでしょう。

　最近注目のポリフェノールはフェノール水酸基が3個以上含まれる物質の総称です．抗酸化作用が強いので，体内の活性酸素の発生を抑えて，がん予防，動脈硬化予防に働くと考えられています。

　植物の光合成でできるので，特に果物の皮の部分に多く含まれています。白ワインより赤ワインに多いのは，赤ワインは葡萄を皮ごと入れて作るからです。

　緑茶のカテキンも有望ながん予防物質です．静岡の人は同じ日本人なのに優位に胃がんが少ないのですが，静岡県人は毎回新しい茶葉でいれたお茶を1日10杯以上飲むので，一般の人が実行するのはちょっとたいへんかもしれません．大腸ポリープは大きくなるとがんになりますが，カテキンはポリープの発育を抑えるとの報告もあります。

　アブラナ科の野菜，キノコにも抑制物質が見つかっています．しかし喫煙していると，緑茶のカテキンもアブラナ科の野菜の効果もすべて打ち消されてしまうので，がんになりたくなかったらまずは禁煙ですね．どうしても禁煙できなかったら，喫煙者はビタミン類も体内で減少するので，緑黄色野菜を大量に食べればすこしはいいかもしれませんが……．アブラナ科の野菜は，乳がん予防になるとの報告があります。

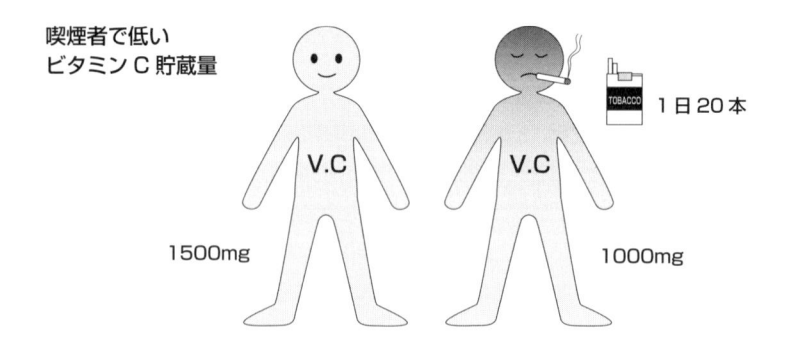

**喫煙者で低い
ビタミンC貯蔵量**

1日20本

1500mg　　　1000mg

8-8 食生活でのがん予防14カ条（たばこが入って15カ条）

1997年米国がん研究財団と世界癌研究基金が，3年かけて関係研究4500件を調べて作成した。重要なものから順に並んでいる。
第１条 ： 植物性脂肪を中心とした食事
第２条 ： 肥満を避ける
第３条 ： 運動の維持
第４条 ： 野菜，果物を１日400ｇ～800ｇ摂ること
第５条 ： 穀類，豆類を１日600ｇ～800ｇ摂ること
第６条 ： お酒は適量
第７条 ： 赤身の肉は１日80ｇ以下
第８条 ： 脂肪は控える
第９条 ： 塩分は１日６ｇ以下
第10条 ： カビ毒に注意
第11条 ： 食品は腐らないよう冷蔵庫に保存
第12条 ： 食品添加物や残留農薬に注意
第13条 ： 黒こげのものは食べない
第14条 ： 栄養補助食品に頼らない
番　　外 ： たばこは吸わない
＊第２条，第３条は，直接食事に関係しないが，標準体重を維持するため食生活に重要

がん ● ひとくちメモ

　毎日の食事を考えながら食べていてもこんがらかってしまったときは『まごは(わ)やさしい』と唱えてください。

　ま：豆類，特に大豆（イソフラボン）
　ご：ゴマ（ビタミンＥと，ゴマリグナン：セサミン，セサモリンなどの総称）
　わ：ワカメなどの海藻類（食物繊維）
　や：野菜（各種のビタミン，食物繊維，ポリフェノール）
　さ：魚（肉よりも魚でタンパク質補給，DHA，EPA等の抗酸化脂質）
　し：シイタケなどのキノコ類（βグルカン）
　い：イモ類　特にサツマイモ（食物繊維と，アントシアニン）

「孫は毎日優しい」のが理想的。毎日食べてください。

忘れられない患者さん ❶

痛恨の死

　Tさんは高校の生物を教える教諭でした。若いときから大食漢で、身長は170cm以下なのに体重は100kgを超えていました。

　65歳で定年を迎えてから、血圧の薬をもらいに診療所に通院を始めました。それまでは学校で検診をしていたようですが、本気で治療する気がなかったようです。「第二の人生は別の仕事をするから長生きしなくては」と言って、やっと真剣に体と向き合うことにしたのでした。

　ところが、若いときからのメタボリックシンドロームで、メタボリックのドミノ倒しが始まっていて、高血糖、高尿酸血症、脂質異常症、高血圧と、生活習慣病はすっかり揃っていました。

　50歳前だとまだ食事療法に積極的に取り組めますが、65歳にまでなるとなかなか好きなものを食べずに我慢することは難しくなります。甘いものが大好きで、ケーキなど3つくらい一度に食べてしまいます。減量に取り組んでも、3年で105kgを100kgまで落とすのがやっとでした。生活習慣病は薬でコントロールして、来院されるたびにダイエットを説いていましたが、医者が無力感を感じるほどでした。

　また、穏やかな外観とは裏腹に、車に乗るとスピード狂に変身します。あるとき、長野の病院からTさんが倒れて入院したとの電話が入りました。当時はCTのない時代でしたので軽い脳梗塞か、一過性脳虚血発作だったのかもしれませんが、原因不明のまま後遺症も無く、半月ほどで退院して東京に戻ってきました。話の様子からどうも長野に行く途中でダンプカーとカーチェイスを繰り広げたようで、血圧が上がってしまったのでしょう。よくも交通事故にならなかったとホッとしました。

　あるとき、「便が鉛筆のように細い」というので、びっくりして「いつからですか」とお聞きすると、「半年前から」との答えが返ってきました。細い便の周りに血がまとわりついていて、ご本人は痔だと思い込んでいました。

開業医は患者さんの家庭背景まで含めて，体全体の健康管理をしなくてはなりません。私は心の中で「しまった」と思いながら，即座に慶應病院の大腸外科の同級生に紹介しました。鉛筆のように細い便の周りに血がまとわりついているのは，直腸がんの特徴的所見です。

　同級生からは，「アップルコアだよ」との返事が来ました。がんが大腸の全周に広がると，バリウム検査でリンゴをかじって芯だけになった様な形に写り末期の状態です。

　ところが同級生は名医で，大きなお腹の脂肪をかき分けて，見事にがんを取り除いてくれました。人工肛門にもならなかったのです。

　入院中も隠れて菓子パンなどを食べていたそうですが，さすがに体重は90kgを切り，生活習慣病の管理は少し楽になりました。術前の検査で，胸部大動脈瘤が見つかりましたが，それを手術するほどではないとの血管外科のお墨付きで，血圧を低めにコントロールすることで様子を見ることになりました。

　入院などがあったので，第2の人生の仕事は中止になりました。薬は近くの病院からもらうことになり，横浜の自宅で悠々自適の生活のはずでしたが，人生の生きがいを失ったので，ときにはいらいらして家族に当たると奥さまが相談にみえていました。電車の中で倒れて亡くなったという報を聞いたのは，5年後のことでした。大動脈瘤の破裂だったそうです。

　アップルコアの末期がんがその後転移もせず，術後5年を迎えて本当によかったと，喜んでいた矢先でした。電車の中で乗客といさかいを起こしたようです。やはり血圧が上がって，薄くなった動脈の壁が圧に耐えられず破裂したのかもしれません。

　大動脈瘤とは動脈の3層の壁の内膜と中膜の隙間が裂け，血液が流れ込んで壁が風船のように膨らんでしまうものです。動脈硬化が基盤となりますので，若いときから生活習慣病に気をつけていれば防げることです。

　あれだけ難しい大手術を受け，みごとに生き返ったのに，若いときからの付けが回って，思わぬ病気で命を落とすことになり，手術した外科の同級生と私は本当にがっかりしました。諦めるほかない難病や，重症の病気で亡くなるのであれば，医者もある程度諦めがつきますが，手の打ちようのある病気で亡くなるのを見るのはとても悲しいことです。忘れられない死でした。

II

消化器病と食べ物の関係

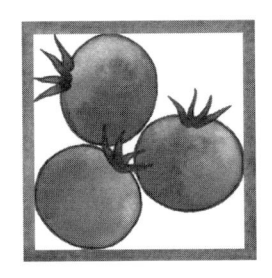

消化器を構成する器官

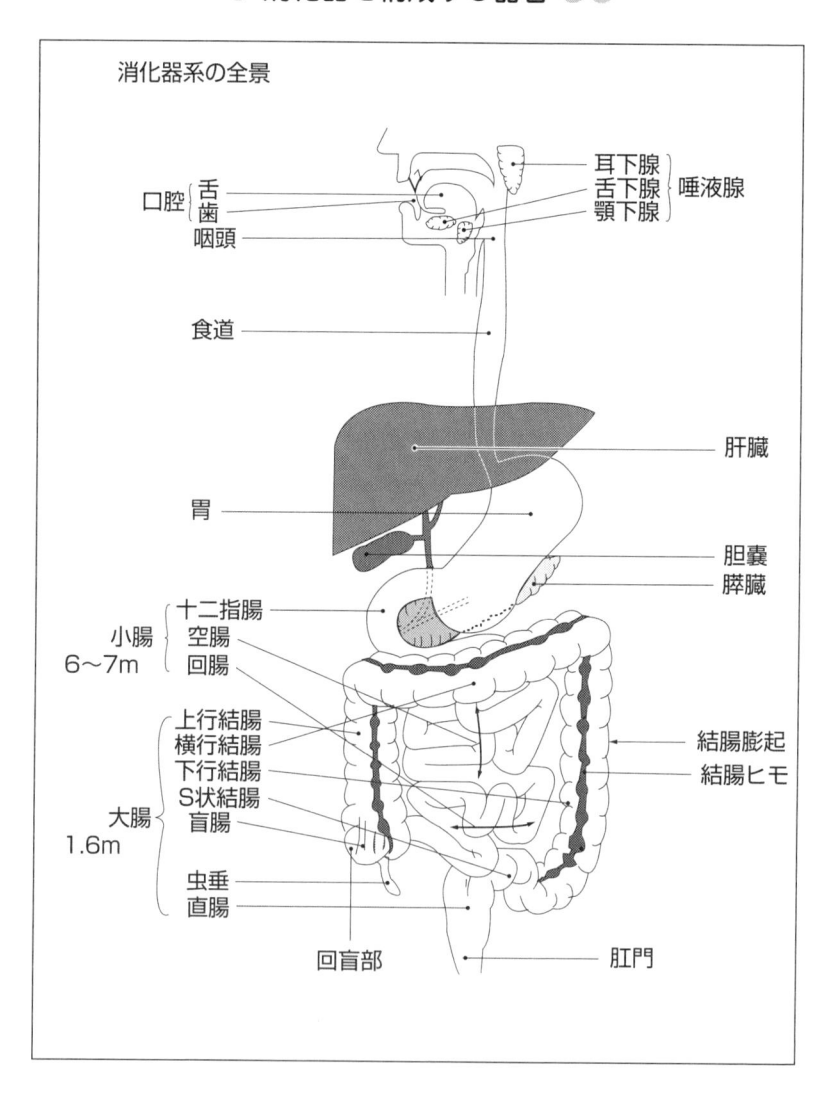

消化器系の全景

- 口腔
  - 舌
  - 歯
- 咽頭
- 唾液腺
  - 耳下腺
  - 舌下腺
  - 顎下腺
- 食道
- 肝臓
- 胃
- 胆嚢
- 膵臓
- 小腸 6〜7m
  - 十二指腸
  - 空腸
  - 回腸
- 大腸 1.6m
  - 上行結腸
  - 横行結腸
  - 下行結腸
  - S状結腸
  - 盲腸
  - 虫垂
  - 直腸
- 結腸膨起
- 結腸ヒモ
- 回盲部
- 肛門

1 ピロリ菌が関わる胃潰瘍と胃食道逆流症

● **胃の病気はピロリ菌が主役** ●●

　ストレスで急にみぞおちにさしこむ痛さを感じた経験を持っている方はたくさんおられることと思います。

　飲みすぎ食べすぎの後も胃が痛くなる，胸やけがするなど，上部消化管のトラブルは日常茶飯事です。

　私たちは胃の病気はストレスや食べ物と関連していると考えておりましたが，2005年，胃の中にいるピロリ菌発見に対してノーベル賞が与えられて，一躍胃潰瘍とピロリ菌の関係に注目があつまりました。

　胃は食べ物が入って来ると，強力な塩酸と，タンパク質を消化するペプシンを分泌しますが，それらから胃壁を守る粘液も分泌しています。塩酸は，pH（ペーハー）1という強塩酸の状態で分泌されます。胃液で薄まりpH2～3になるにしても，とても細菌が住める状態ではありません。細菌類は酸に弱いのです。それで胃の中は無菌であると信じられていたのに，胃に住みついている菌がいるというので，大論争になりました。しかし電子顕微鏡で何本もの鞭毛を持った菌が見つかり，ヘリコバクター・ピロリと名づけられました。

　なぜ，酸性の胃で生きていられるかもわかりました。ウレアーゼという酵素でアンモニアを発生させて自分の周りの酸を中和しつつ，鞭

1-1　胃液の働き

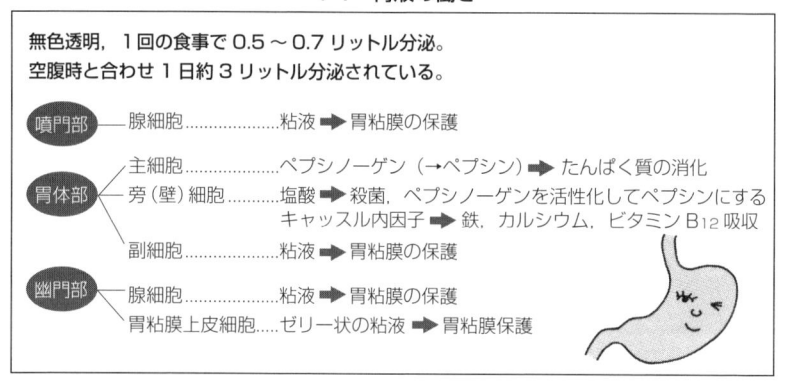

```
無色透明，1回の食事で0.5〜0.7リットル分泌。
空腹時と合わせ1日約3リットル分泌されている。
```

噴門部 ─ 腺細胞……………粘液 ➡ 胃粘膜の保護

胃体部
- 主細胞……………ペプシノーゲン（→ペプシン）➡ たんぱく質の消化
- 旁（壁）細胞………塩酸 ➡ 殺菌，ペプシノーゲンを活性化してペプシンにする
  キャッスル内因子 ➡ 鉄，カルシウム，ビタミンB_{12}吸収
- 副細胞……………粘液 ➡ 胃粘膜の保護

幽門部
- 腺細胞……………粘液 ➡ 胃粘膜の保護
- 胃粘膜上皮細胞……ゼリー状の粘液 ➡ 胃粘膜保護

毛を動かして，胃粘膜の粘液の下に隠れてしまうという，あきれるような技を持っていたのです。

ところがこのアンモニアは胃の粘膜を損傷させ，胃潰瘍や，胃がんを起こすというので捨てておけなくなりました。

● 胃潰瘍の人の80％はピロリ菌を持っている ●●

ピロリ菌はどこから胃に入りこむのでしょうか？　もちろん食べ物や水が考えられるのですが，自然界ではなかなか捕まらず，まだ確たる証拠は見つかっていません。

日本人では60歳以上の人はほぼ，100％がピロリ菌を持っているのに，それ以下の年の人は若くなるにつれてだんだんに少なくなり，20代以下で持っている人はあまりいません。そこで昔使われていた井戸水が疑われていますが，確かではなく，親から口うつしの食べ物をもらったからうつったとか，胃の内視鏡検査で消毒が完全でないと別の人のピロリ菌がうつるなど，様々な説があります。

大人での感染は一次的であり，子どもで感染すると一生持ち続けるようなので，親が感染者だったら子どもにうつさないように注意したほうがよいでしょう。

1-2 ピロリ菌の発見

1983年： 西オーストラリア大学の病理学者ロビン・ウォーレンと研修医バリー・マーシャルがピロリ菌の培養と感染成立を実証（マーシャルは自らピロリ菌を飲んだ）

2005年： 2人はノーベル医学・生理学賞を受賞。マーシャルはのちに教授として日本にも来日。

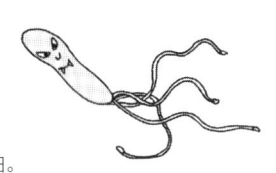

　一度棲みこまれると自然には出ていかないようなので，繰り返し胃潰瘍を発生する人は，胃の薬と一緒に，2種類の抗生物質を，それも大量に，1週間服用して除菌します。100％除菌できるわけではないので，違う抗生物質で二次除菌または三次除菌する場合もあります。

　ピロリ菌を持っていても，胃が痛くない人もたくさんいるので，絶対条件ではないのですが，胃がんの組織を調べると，100％ピロリ菌を発見できますし，ピロリ菌を持っていない集団からはほとんど胃がんが発生しないことから，がん予防のためにもピロリ菌は検査して退治したほうがいいということになりました。

　そして，がんは1個のがん細胞から1cmに育つのに20年かかるので，早めの除菌が必要です。ピロリ菌で委縮性胃炎になり，そこから将来的に胃がんが発生するので，ピロリ菌陽性，委縮性胃炎あり，の人は，除菌適用です（現在，がん予防のための除菌費用は保険で出ませんが，潰瘍のピロリ菌除菌なら保険を使えます）。

● ストレスもばかにはならない ●●

　ある会社の部長さんが，非常階段6階の踊り場で倒れました。救急車で病院に運ばれ，検査の結果，胃潰瘍からの出血で，血圧が下がり意識を失ったことがわかりました。たまたま，大きな血管の上に潰瘍ができて大出血したのでした。背の高い人だったので，あと50cm手

すりに近く倒れていたら1階まで落ちてしまったかもしれないと周りはびっくりしました。いつも胃が痛かったわけではないというので，事情を聞いたところ，6時間前に重要な商談が破談になったことがわかりました。とてもショックだったようです。

水を張った桶にネズミを入れ，泳いで桶の淵に来たところを棒で真中に押し戻すことを繰り返すと，数時間でネズミの胃に胃潰瘍ができるという動物愛護協会が目をむくような有名な実験があります。胃潰瘍のストレス学説を裏付けるものでした。

ストレスは，カテコールアミンというホルモンを分泌して交感神経を刺激して，胃の血流を阻害します。粘膜の粘液が減るので，胃酸の攻撃を受けやすくなります。迷走神経も緊張して胃液の分泌も亢進するので，ガードが弱ったところに，胃酸の攻撃を仕掛けられ穴があくということになります。

副細胞と腺細胞は，常に粘液を分泌して胃壁を守っていますが，粘液の材料は血液から調達しているので，毛細血管が収縮すると血液の流れが悪くなり粘液の量も減るのです。交感神経も血管を収縮しますし，タバコのニコチンも同じに血管を収縮させて血流が少なくなり防御が手薄になるので胃に良いとはいえません。

そのほか，ストレスで副腎のホルモンも出て血管が収縮します。ストレスは胃の局所ホルモンで粘膜を防御する働きのあるプロスタグランディンも減らします。防御が手薄になる原因です。消炎鎮痛剤や，アスピリンなどのNSAID（エヌセードと読みます。非ステロイド系消炎鎮痛剤の総称）はプロスタグランディンの合成を阻害して，胃潰瘍を作るので，医原性の病気とされていますが，それらの薬を飲み続けなくてはいけない病気を持っている人は，注意が必要です。

● 食べ物との関係は？ ●●

いくら粘液でガードしていても，あまりに胃を荒らす物質が入って

くると，胃はただれてしまいます。

強いアルコール，熱い飲物，香辛料，塩分，脂っこいものなど。

アルコール度数の高いお酒や，熱い飲物は胃の粘膜をただれさせます。最近の激辛ブームも，胃を荒らすもとです。塩分は胃がんの促進物質であることがわかってきましたので，塩漬けの食品もなるべく避けたほうがいいでしょう。

脂っこい食べ物は胃の停滞時間が長いので，胃液を分泌し続けて，胃がやられやすくなります。

コーヒー，酸味の強い果物や，酢の物などは，胃壁の主細胞からのペプシン，旁（壁）細胞からの塩酸の分泌が多くなるので攻撃因子が増えることになり胃の悪い人には向きません。

胃の弱い人は，なるべく薄味で，さっぱりめの食事を心掛けてください。しかし，胃炎，胃潰瘍は胃粘膜の傷です。傷を治すためにはタンパク質が必要です。肉，魚，乳製品，豆腐などバランスよく食べる必要があります。

特に乳製品は，アルカリ性なので胃液を中和して，潰瘍予防になる

1-3　ピロリ菌の害

1. ピロリ菌の産生するアンモニアが強力な胃粘膜の障害作用を持つ
2. ピロリ菌をやっつけようと白血球の一種の好中球が出す活性酸素が胃粘膜を損傷
3. アンモニアと活性酸素から作られるモノクロラミンも直接胃を障害
4. ピロリ菌感染細胞から出る様々なサイトカイン（細胞から分泌される化学物質の総称）が活性酸素と一酸化窒素（NO）を誘導して胃潰瘍や胃がん，胃MALTリンパ腫を誘発するとされる
    ・サイトカイン：インターロイキン（IL-1, IL-6, IL-8,）
    ・ティーエヌエフ・アルファ（TNF-α）
5. サイトトキシンという毒素も出す

Attention　ピロリ菌は西欧株と東アジア株に分類されるが，東アジア株のほうが感染すると胃粘膜の炎症や委縮が強い

とされています。昔，薬の少なかった時代はミルクアルカリ療法といって，重曹を牛乳で飲んでいました。治らなければ胃を切除でした。いまは胃酸を止める強力な薬ができたので，胃潰瘍は外科でなく内科で治せる病気になりました。

● 増えてきた胃食道逆流症 ●●

　日本人にはあまりなかった病気です。胃液が食道に上がってきて，食道粘膜を荒らすものです。

　食べ物を飲み込むと食道を通って胃に到達します。食道の下端には食道括約筋という輪状の筋肉があり，食べ物が下りてくると開くのですが，胃の中に食べ物がいっぱいになっていても開かないという優れものです。

　しかし何らかのトラブルで開いてしまうと，胃液が食道を伝い，口までやってきてしまうのです。特に寝た状態だと上のほうに上がりやすくなります。胃は常に粘液が分泌されていて，粘膜を守っているのは前に述べたとうりです。ところが，食道には粘液を分泌する細胞がないのでもろに胃酸でただれてしまうのです。

　欧米人には昔から多い病気でした。ではなぜ日本人に増えてきたのでしょう。脂肪分の多い食物が十二指腸を通過すると，胆嚢から胆汁を出すために，コレシストキニン・パンクレオチミンというホルモンが出て，十二指腸の出口にある胆管の輪状の筋肉を開きます。胆汁が食物の脂肪を乳化して，膵液の脂肪消化酵素リパーゼの働きを助けるために出てくるのです。

　ところが，胆管の括約筋と，食道の括約筋はこのホルモンに同様に反応してしまうので，食道の下部も開いて逆流が始まるのです。

　胃が食べ物で満タンになっても上がりやすくなりますし，ビールなどの炭酸飲料も逆流を助けます。そして食べてすぐ寝ることも。

　いまの日本人は残業が多く，夜遅く帰宅します。お腹がすくので大

1-4 胃，十二指腸と食道で注意する食べ物と食べ方

胃を荒らさない注意：
胃の防御因子である粘液を低下させる───
　アルコール，たばこ，ストレスを避ける

胃の攻撃因子であるペプシノーゲン（ペプシン）は，
塩酸分泌亢進するので───
　カフェイン，アルコール，熱いもの，香辛料，
　酸味の強い果物や酢などを避ける

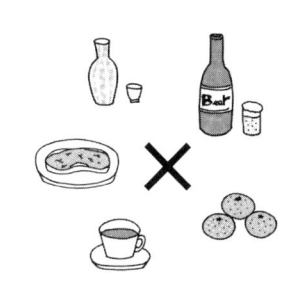

〈胃潰瘍〉
- 出血で吐血した時は絶食，その後低アルブミン血症にならないよう
　早期に高たんぱく食を摂取（傷の治りを早めるため）
- 塩漬け加工品は避ける，酸味の強いものも避ける

〈十二指腸潰瘍〉
- 空腹時に胃液が十二指腸に行かないよう食事の回数を増やす
- 痛んだら何か食べること。乳製品は胃液を中和する

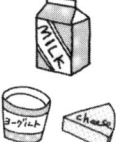

〈ダンピング症候群（胃切除後の合併症）〉
- 術後早期：食事中から30分位で小腸の過度の拡張による
　自律神経反射による吐き気，冷や汗，動悸，頭痛，腹痛など───
　食事は少量を頻回に摂る，食後左下にして横になるとすぐ小腸に落ちない
- 術後後期：小腸から急速に吸収されるので過血糖，続いてインスリンの大量分泌で
　低血糖による冷や汗，失神など───吸収の良い糖分を減らし，タンパク質，脂肪を増やす。
　症状が出たら低血糖防止の糖分を補う

〈胃食道逆流症〉
- 脂肪の多い食事を控える（コレシストキニンが食道下部括約筋を緩める）
- 胃が膨れると逆流しやすいので満腹するまで食べない。
　炭酸性飲料も控える。
- 食べてすぐ横にならないこと　最低2時間は寝ない

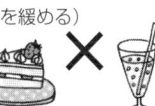

ピロリ菌が関わる胃潰瘍と胃食道逆流症

量に食べ，すぐ寝るという生活です。

　脂の多い料理とビール，そしてすぐ寝るスタイルだと胃食道逆流症のできあがりです。胸の中央の焼けるような痛み，のどのひりひりする痛みを感じたら疑ってください。心筋梗塞の痛みも胸の中央の同じ場所ですが，狭心症や心筋梗塞はもっと痛みが強烈ですし，水を飲んで症状がやわらぐようなら逆流性食道炎でしょう。

　高齢者も括約筋が緩みやすくなり，逆流を起こす方が増えています。背中が曲がって胃を圧迫するのも一因です。メタボで腹圧が上がるのも同様の原因になります。焼けるような痛みを感じたら，油物を減らし，食後3時間は横にならない，夜にビールなどの炭酸飲料をたくさん飲まないなどの注意をして逆流を防ぎましょう。それでも治らなかったら胃酸を止める薬を寝る前に服用します。

● 逆流でただれた食道は食道がんの母地になる ●●

　食道が胃酸でただれ，食道粘膜がびらんになった状態をバレット食道といいます。食道下部にできます。そこからがんが発生することが前からわかっていました。あまり頻度は多くはないのですが少しずつ増えてきています。ほんの少しの工夫で防げるがんですから，予防をやってみてください。

　「夜遅く帰るのだからそんなことは無理だ」皆さんそう言われます。11時に帰るのだったら，6時か7時に会社で何か食べてください。「家で夕食を作って待っているから」という方は，夕方，おにぎりなどを食べて，家では脂の少なめのおかずだけ食べるようにしましょう。メタボリックシンドローム予防にもなりますから一石二鳥ですよ。ビールは週末だけとかに，我慢してもらえればありがたいのですが。

胃食道 ● ひとくちメモ

　ピロリ菌が胃に棲みついていると，アンモニアを発生させているので，胃の酸が中和されます。また，ピロリ菌がいることで委縮性胃炎になるので，胃液があまり出ず，胃食道逆流症は起こりにくい状態です。

　ところがピロリ菌を退治すると，委縮性胃炎が治り，胃液の分泌が盛んになりますから，逆流症の人は困ったことになります。

　ピロリ菌がいると胃がんになりやすいし，除菌すると，逆流症からバレット食道がんになるかもしれない。いま医者はハムレットの心境です。

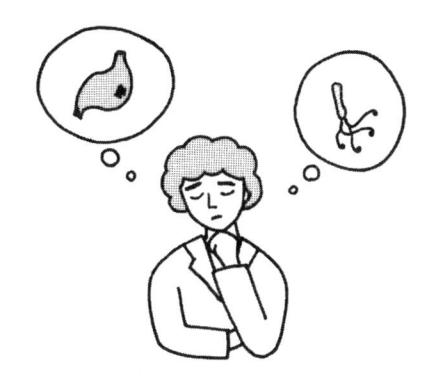

2 アルコールの標的は食道, 肝臓, そして膵臓

　太古の昔から, お酒と人類は切っても切れない縁があり, 世界中で様々な穀類や果物からお酒が作られてきました。

　昔は神に捧げる神聖な飲み物でしたが, いつしか人類はすべて神のごとくいつでもお酒を飲み, かつ飲み過ぎるようになりました。

　酒は「百薬の長」といって, 少しの酒は良い効果もありますが, 飲み過ぎると体を壊して身を滅ぼすことになってしまいます。酒好きはそんなこと知りたくないといわれるかもしれませんが, 食事とともに, 上手に酒とつきあい楽しい人生にしなくてはなりません。

　アルコールの害は全身に及びますが, 一般的な消化器の害を中心にお話をいたしましょう。

● お酒で顔が赤くなる人とならない人 ●●

　お酒を飲む年齢になるとすぐ経験することなので, 誰でも知っています。お酒が弱い, 強いと表現します。

2-1　お酒の原料

```
日本酒 ── 米
焼酎 ── サツマイモ, 麦, 米, そば, 糖密
ビール ── 大麦
ワイン ── ブドウ
ウイスキー ── 大麦, ライ麦, トウモロコシ
ブランデー ── ブドウ
ウォッカ ── 大麦, 小麦, ライ麦, ジャガイモ
テキーラ ── アガベ
```

お酒を飲んで赤くなるかならないかは，アルコールを代謝するときの酵素を，遺伝的に持っているかいないかにより分かれることも皆さんだいたいご承知です。しかしこの酵素のあるなしで身の破滅になるかならないかまではご存知ないでしょう。自分がどの遺伝子を持っているかは遺伝子診断などしなくてもお酒を飲んでみるとわかりますのでタイプを覚えて自己防衛してください。

● アルコールの代謝 ●●

　アルコール（エタノール）は4種類の酵素で，最終的には二酸化炭素と水に分解されて，二酸化炭素は肺から，水は腎臓から排泄され何の障害もありません。

　ところが全部の酵素を持っていない人たちがいて，アルコールの障害が出てしまうのです。アルデヒド脱水素酵素が働かない人は毒性の強いアセトアルデヒドが体の中に発生して，悪酔いや肝臓障害，はては発がんにまで働くので，要注意となります。

　特にアルコール代謝に大活躍するアルデヒド脱水素酵素2は，遺伝的に2タイプに分かれ，活性型2・1，非活性型2・2の組み合わせにより，また3タイプに分かれます。

　アルデヒド脱水素酵素（正常型　2・1/2・1），（ヘテロ欠損型　2・1/2・2），（ホモ欠損型　2・2/2・2）の3型です。活性型2・1を2つ持って生まれた人は，いくら飲んでも顔に現れず強いといわれる人です。代謝酵素の作れない2・2ばかりの人は，おとそで顔が真っ赤になり気持ちも悪くなります。

　ところがヘテロ欠損型は，アルデヒド脱水素酵素が少しできるので，若いうちは顔が赤くなっても飲んでいるうちにだんだん飲めるようになるのです。そこで酒が強くなったと勘違いして大量に飲むようになると，お酒を飲むたびに強毒性のアセトアルデヒドが体内に溜まり，繰り返すうちに臓器を破壊していくことになります。

2-2 アルコール分解酵素

1. アルコール脱水素酵素
2. ミクロソームエタノール酸化酵素系
3. カタラーゼ
4. アルデヒド脱水素酵素（ALDH）
   - ●アルデヒド脱水素酵素 1
   - ●アルデヒド脱水素酵素 2　─┬─ 正常型（ALDH2・1/2・1）酒に強い，顔に出ない
     　（3型に分かれる）　　　　├─ ヘテロ欠損型（ALDH2・1/2・2）赤くなるが飲める
     　　　　　　　　　　　　　└─ ホモ欠損型（ALDH2・2/2・2）　赤くなり気分悪くなる

　体に合う，合わないと，好き嫌いが相関しないので，弱くても飲んでしまう人々がいて，悲劇が起こるのは歴史も証明していることです。

　欧米系の人たちは，90％以上が正常型の遺伝子を持っているので，水の悪いフランスやドイツは子どものときから水の代わりにワインやビールを飲ませると聞きます。欧米人は酒とともに文明を築いてきたので，強い人が生き残ったのかもしれません。なにしろヨーロッパではワインを作るブドウが栽培できるようになるとその土地に住みついていったそうですから。

　ところがモンゴロイドといわれる，東南アジア人，日本人などはアルデヒド脱水素酵素がしっかり働くのは約半数しかいなくてアルコールに弱い人に問題が起こります。

　日本人のアルデヒド脱水素酵素2の正常型は約58％。ヘテロ欠損型が35％，ホモ欠損型は約7％の割合ですが，全く飲めない人は飲まないのですから酒の害とは無縁です。正常型も安心はできませんが，問題が多いのは35％のヘテロ欠損型になります。なぜかアルコール依存症になるのはこの人たちだというのも困りものです。

　アルコールには直接的な害と，代謝産物であるアセトアルデヒドによる害があります。

● 最初の標的は食道 ●●

　強いお酒は食道をただれさせるであろうことは誰でも想像がつきます。しかし食道はただれても物を食べられないほどにはならないので，毎日お酒を続けると，ただれた食道粘膜から，食品に含まれる発がん物質や，タバコの発がん物質が効率よく吸収されるといいます。

　「タバコは肺がんでしょう？」との疑問はもっともですが，唾液に溶けたタバコの発がん物質は食道粘膜を伝って下に降りていくのです。

　そして毒性の強いアセトアルデヒドが内側からがんを育てることになるので，顔が赤くなるアルデヒド脱水素酵素ヘテロ欠損型の人は特に覚悟しなくてはなりません。

　ウイスキー，焼酎をストレートで飲むとアルコール度が高いので危険です。ウォッカ，テキーラは論外といえましょう。なるべく何かで割って飲んでください。ビールはアルコール度が低いので，食道がんが怖いけど飲みたい人にはお勧めですが，ヘテロ欠損型の人はどれもよくないと思ったほうがいいかもしれません。

　食道がんの危険性は，飲まない人に比べて日本酒1日1合半で8倍，タバコ1日30本以上で4倍，その両方で30倍といわれています。

　いまは食道がんの手術といっても昔ほど危険ではなくなりました。初期に見つければ内視鏡で取れてしまいます。酒飲みの人は毎年必ず食道内視鏡検査を受けましょう。

● 最大の標的は肝臓 ●●

　お酒は肝臓に悪いということは，常識化しています。アルコールが肝臓で代謝されるので大量かつ長期になってくると，肝臓に負荷がかかり，だんだん壊れていくからです。終着駅は肝硬変というのも皆承知していることです。

　ところがそのあたりまで来るころには，慢性アルコール中毒になっ

ていて，どうにもやめられなくなっている人が大半なので，周囲が止めても聞かず，終着駅まで行ってしまうことになるのです。

　お酒による脂肪肝から脂肪性肝炎で最後は肝硬変になります。アルコールの代謝過程で産生された活性酸素やフリーラジカルによる細胞の障害，またアルコールを代謝するアルデヒド脱水素酵素が少ない人の体内にできるアセトアルデヒドにより，肝臓の細胞が障害されていくのです。

　肝硬変は，肝臓が石のように硬くなる病態です。そうすると肝臓の役割である栄養素の代謝，解毒，血液凝固因子や免疫物質の産生，胆汁生成などができなくなっていきます。

　進行していくと，腸から肝臓に行く門脈を流れる血液が，硬くなった肝臓を通り抜けられなくなるので，おなかに腹水が溜まり始めます。最後はアンモニアを分解できなくて脳がやられ，肝性昏睡になり死に至るのですが，血液が肝臓を通れないためにバイパスになった食道粘膜の静脈が膨張した食道静脈瘤が破裂してあっという間に死んでしまうこともあり悲劇です。

　その前に肝臓に次から次へと発生するがんとの戦いで入退院を繰り返す人もいますから大事な肝臓をしっかりいたわってください。生体肝移植，ドナーからの肝移植，iPS細胞による肝再生を待つより少しお酒を我慢することで大変な人生を回避できます。

● 終点に着く前に人生の景色を楽しみましょう ●●

　肝硬変になりたくないがお酒は飲みたい人はどうしたらいいでしょう。高タンパク，高ビタミンの食事と一緒に飲むことです。

　酒好きの人は空腹のほうがおいしいといいます。「きゅーっと胃にしみる」などといって，まずお酒をあおります。

　アルコールは胃で20％，小腸で80％吸収されます。胃に食べ物があると，吸収が遅れるので血中アルコール濃度の上がりが遅く，酔いた

2-3 肝臓に関するハーバード大学健康ガイドライン（ウィレット教授）

1. 未精製穀類 ── ビタミン，ミネラルに富み，食物繊維もある
   便通もよくなり，腸内細菌が作るアンモニアの吸収を抑える
   肝臓で血糖調節機能が落ちるので GI 値も低いほうが良い
2. 野菜，果物，海草，キノコ
   ── 生より茹でてたくさん食べるとよい
3. タンパク質は良質の高タンパクのものを
   ── 豆類，魚，鶏肉　1.0～1.2g/kg
   ＊含まれるタンパク質量の表（P.180, 2-3）参照
4. 脂肪を控える
   ── 過酸化脂質が良くない。揚げ物などを避ける。再加熱は酸化する
   ＊肝硬変の患者向けである

い人は待ちきれないのでしょう。

　ところが肝臓では代謝に各種のビタミンやタンパク質を必要としています。それらが無いと壊れた細胞も修復できません。

　化学工場を想像してみてください。必死で働いている従業員に食事も与えないのと，しっかり食べさせ，休養も与えるのでは働き方が違うと思いませんか？　自分だけ休んで肝臓を休ませないのも早く壊れる原因ですから「休肝日」も与えてやってください。

　酒のおつまみは肉，魚，チーズ，大豆製品などの高タンパク製品，様々な野菜類などが理想です。「お腹がいっぱいになるとお酒が飲めなくなるから食べない」などと言っているのは本末転倒！　お料理を楽しみ，酒を楽しむスタイルなら，天寿を全うするまで長ーくお酒を飲めるでしょう。

　冷やっこと日本酒，ワインとチーズ，ビールとソーセージなどは，知らないうちにタンパク質を補給していて良い組み合わせといえます。ただしソーセージは脂っぽいし，添加物，塩分も多いので，焼き鳥のほうがいいかもしれません。

● **脂肪肝はメタボなので低カロリー食を** ●●

　1990年頃から日本人にもお腹の出た人が増えてきました。メタボリックシンドロームのところで述べたように，内臓に脂肪がつくとともに，肝臓にも脂肪が蓄積されます。

　肝臓全体は袋に入っているので，その中に脂肪が割り込んでいくと，肝細胞が圧迫されて壊れていきます。「AST（GOT），ALT（GPT）が高いですよ」と注意された人はたくさんいると思いますが，この酵素は肝細胞の中に存在するので，壊れると血液中に高くなるという仕組みで，肝細胞破壊の指標です。急性肝炎では1,000を超える値になります。

　エコーで見ると脂肪肝はピカピカ光って見え，顕微鏡では細胞の間に油滴が存在します。油滴が増えると細胞を押して潰してしまうのです。

　アルコールは中性脂肪を増やし，脂っぽい食べ物とともに脂肪肝を作ってしまうので，まず，低カロリー食で痩せなくてはなりません。お酒を飲みたかったら魚や大豆製品を多く摂り，揚げ物，脂の多い肉などは我慢しましょう。

　最近脂肪性肝炎からがんが発生することが次々に報告されていますので，思い切ってダイエットに励んだほうがいいと思います。

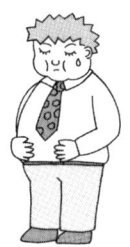

● **肝硬変は栄養失調なので高カロリー食を** ●●

　アルコール性肝硬変になるような人はとにかく食べないで飲んでばかりいるので，ほとんどの人が栄養失調状態です。入院して高タンパク，高カロリーで治療しないと命を落としてしまいます。もちろん禁酒です。

　タンパク質を構成しているアミノ酸の中で，分岐鎖アミノ酸である

バリン，ロイシン，イソロイシンが特に欠乏するので点滴で入れます。経口の製品も出ています。退院したら食事でタンパク質を補います。どうしてもコントロールできないと家族から肝臓の一部をもらう生体肝移植をするほどになりますので，人生の選択を誤らないことを願っています。

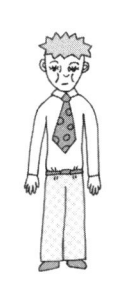

● C型肝炎ウイルスを持っている人は完全断酒 ●●

肝炎ウイルス訴訟で有名になりましたので，知っている人も多くなりました。肝炎ウイルスには，A，B，C，D，E，Gのタイプがわかっています。

A型肝炎は，水，食べ物などから感染する経口伝染病です。昔の日本ではありふれた病気でした。戦後衛生状態がよくなるとともに激減して，東南アジアなどに旅行に行く人だけ注意すればよくなりました。まれに劇症肝炎になることがありますが，ほとんど慢性化しないので治ればお酒を飲むことができます。予防注射もあります。

2-4　主な肝炎の種類

1．アルコール性
2．中毒性
3．薬剤性
4．自己免疫性
5．ウイルス性
　　肝炎ウイルス────A型：水，食べものから感染
　　　　　　　　　　　B型：血液，セックス，母子感染
　　　　　　　　　　　C型：血液
　　　　　　　　　　　D型：B型と混合感染
　　　　　　　　　　　E型：日本においては稀だが野生動物の肉から感染，妊婦は劇症化
　　　　　　　　　　　G型：tt型：共にまだ明確でない
　　EB，サイトメガロ，ヘルペスウイルス他

アルコールの標的は食道，肝臓，そして膵臓

B型，C型は慢性化し，がんが高率に発生するので要注意です。特にC型肝炎の場合，慢性肝炎が長く続き肝硬変になると肝がんが高率に発生します。

　がんの治療はできた部分を切除するわけですが，B型肝炎，C型肝炎からできるがんの場合，肝臓のあちこちから発生してくるので，とても大変です。アルコール注入とか，兵糧攻めなど，様々な治療を試みます。ちなみにこの場合の注入するアルコールは，お酒のエタノールではなくて消毒に使うメタノールです。

　今まではインターフェロン等で，C型肝炎ウィルスの治療をしておりましたが，どうしても撲滅できないタイプがありました。しかし，2016年からギリアド・サイエンシズ社が開発したハーボニーという薬が保険適応になり日本でも使えるようになりました。

　がん細胞は，一個発生すると見つかるまでに20年かかるので感染が見つかったら一日も早く治療を受けて下さい。

● **意外な伏兵に膵臓もやられる** ● ● ●

　お酒飲みの人たちは肝臓を気にしますが，膵臓がやられることを知っている人はあまりいません。膵臓自体どんな臓器かを知らない人もいるくらいです。

　膵臓は胃の後ろに位置していて，2種類の働きをしています。ホルモンを分泌する内分泌と，消化液を分泌する外分泌です。いまは糖尿病が増えているので内分泌のインスリンホルモンのほうが有名かもしれません。

　食べ物が胃から十二指腸に入ってくると，膵臓はタンパク質消化のためのトリプシノーゲン（腸液中のエンテロキナーゼで活性型トリプシンに変わる），キモトリプシン，カルボキシペプチダーゼ，脂肪消化のためのリパーゼ，炭水化物消化酵素の膵アミラーゼを分泌します。

　タンパク質は胃液のペプシンでも消化されますが，まだアミノ酸が

2-5 膵臓は強力な消化液製造所

膵臓の消化酵素
① **タンパク質消化酵素**（トリプシン・キモトリプシン・カルボキシペプチダーゼ）
  働き：タンパク質をポリペプチド，ジペプチドに分解
② **脂肪消化酵素**（膵リパーゼ）
  働き：脂肪を脂肪酸とグリセロールに分解
③ **炭水化物消化酵素**（膵アミラーゼ）
  働き：マルトース（麦芽糖），ラクトース（乳糖），シュクロース（蔗糖）に分解

膵液分泌量　1日に700〜1000ml

（図：肝臓，胆石，胆管，膵臓，胆嚢，膵管，十二指腸）

　いくつも固まった状態です。膵液はそれをアミノ酸が2個から数個の塊まで分解します。

　リパーゼは，胆汁の働きで乳化された脂肪を脂肪酸とグリセロールに，膵アミラーゼは唾液アミラーゼで少し分解されたでんぷんを，単糖類のひとつ手前まで分解します。そのあと小腸で栄養素は最低単位まで分解されて吸収されるのですが，膵臓の消化酵素はとても強力な働きをしているのです。

● 急性膵炎は膵臓が溶ける ●●

　通常，消化酵素には安全弁があって，自分の膵臓を消化することはありません。ところがあるとき突然膵臓が消化されてしまうのが，急性膵炎です。七転八倒の痛みになります。自分の体の一部が溶けてしまうのですから当然でしょう。

　原因の一つに胆石があります。胆嚢から小さい胆石がころころと転げてきて，十二指腸の出口でつまった場合です。膵臓からの消化酵素がせき止められ，膵臓が自己消化し始めます。これはなるほどと納得する説ですが，アルコールでなぜ膵炎になるのかは決定打がありませ

ん。しかし原因としてはアルコールが首位を占めています。

● **アルコールは膵臓にどう悪さをするのか？** ●●

　膵液を出す膵管の出口にはオッデイ括約筋という輪状の筋肉があり逆流を防いでいます。ところがアルコールでこの筋肉が緩むと，十二指腸液が逆流して，トリプシノーゲンを活性型のトリプシンにしてしまうという説があります。

　その他，アルコールで胃液の分泌が増えると，消化管ホルモン（コレシストキニン，パンクレオチミン）を介して，膵液の分泌が過剰になるという説。

　アルコールとアセトアルデヒドの直接的な細胞毒性により消化酵素が活性化されるという説。アルコール代謝過程で出てくるフリーラジカルも障害に加わるという説。

　少しずつアルコール膵炎が進行していき，硬くなった膵臓で管が圧迫されて，膵液が出にくくなるという説などなど。

　いずれにしても膵臓が溶けてしまったら，重度の場合，膵臓全摘です。そのあとの人生は，インスリン注射と大量の消化剤を飲み続ける

2-6　膵炎の食事療法

急性膵炎—絶食，点滴 　　　　　回復期には脂質を一食10g未満に 　　　　　膵液，胃液の分泌を促すタバコ，カフェインやストレスを避ける 　　　　　絶対禁酒！
慢性膵炎—急性期に準じた脂肪制限食 　　　　　脂溶性ビタミン不足に注意する 　　　　　非代償期に入り，糖尿病や脂肪便などの消化不良になったら，脂肪を1日40 　　　　　～50gとしてカロリーコントロールする

わけで，お酒どころではありません。

　頻度が高くないとはいえ，急性膵炎は現代の医療でも手遅れになれば死ぬこともあるので，酒好きの人は膵臓が溶けないよう祈りながら飲みましょう。

● 中性脂肪高値でも要注意 ●●

　メタボで有名になった中性脂肪ですが，1,000を超えると急性膵炎になることがあります。この原因はまだはっきりしませんが，お酒飲みは中性脂肪が上がるのでそれも一因かもしれません。

　常に500を超えているような人はお酒を控え，それでも下がらない場合，中性脂肪を下げる薬を飲んだほうが安全でしょう。中性脂肪の正常値は，149までです。

● どんなにお酒が強くても安心してはいけない ●●

　アルデヒド脱水素酵素正常型でも，アルコールを代謝する速度より速く飲み続けると，血中濃度が上がり危険です。

　アルコールの脳に対する影響は，抑制作用です。まず大脳皮質の抑制が取れるので，普段我慢している人の悪口を言ってしまったり，恥ずかしくて人前で歌えない人が大声で歌ったりなど，良く見かける光景が繰り広げられます。

　そのくらいならいいのですが，血中濃度が上がり続けると，呼吸中枢抑制となり呼吸が止まります。気分が悪いというから隣の部屋に寝かせておいて帰るとき見に行ったら息をしていなかったという悲劇はこの呼吸抑制から来ます。イッキ飲みで命を落とすのはこのためです。誰もがこのメカニズムを理解して，無駄な死を防がなくてはなりません。

2-7 アルコール20gの酒 各種比較

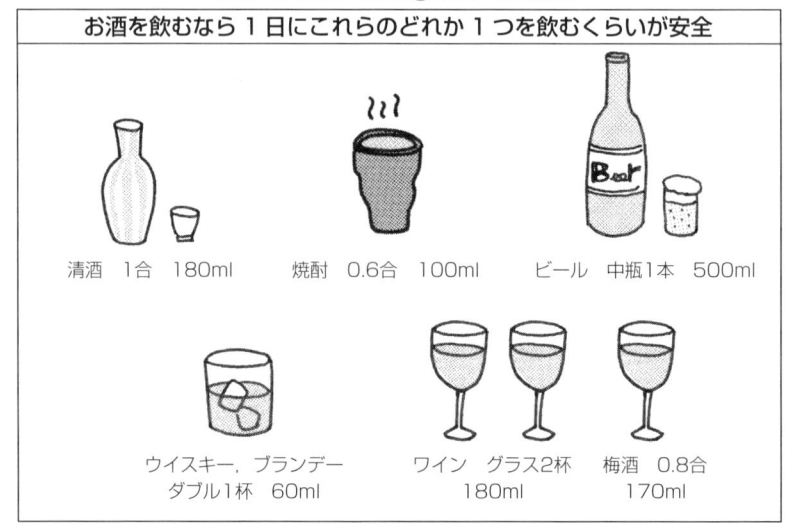

お酒を飲むなら1日にこれらのどれか1つを飲むくらいが安全

- 清酒　1合　180ml
- 焼酎　0.6合　100ml
- ビール　中瓶1本　500ml
- ウイスキー，ブランデー　ダブル1杯　60ml
- ワイン　グラス2杯　180ml
- 梅酒　0.8合　170ml

● **女性，未成年者のアルコールはなるべく控え目に** ●●

　子どものうちからお酒を飲んでいると脳は萎縮します。禁酒すると脳の大きさは戻っていくといいますが，年少のうちから飲んでいるとアルコール依存になりやすいのでなかなかやめられず，委縮したままとなり，せっかくの才能が無駄になるでしょう。周りの大人が面白がって飲ませるのは厳禁です。

　男女平等となり，お酒を飲む女性も増えてきました。20歳代の女性は，かえって男性より飲んでいるそうです。ところが女性は男性に比べ，アルコールの害が男性の半分くらいで出てくることがわかりました。「ひどい!!　それは不平等」と怒るかもしれませんが，生物学的な男女差によるものなので仕方がありません。女性は慢性アルコール中毒にもなりやすいのでたしなむ程度が本当はいいのですが……。飲んでも男性の2/3までです。

　現在，日本人のアルコール消費量がどんどん上がっているのは，日本の将来にとって心配なところです。

アルコール ● ひとくちメモ

　お酒はストレスや仕事の憂さを晴らせるし，脳の抑制が取れて楽しくなるので，人にとってなくてはならない飲み物となっています。しかし麻薬に次いで問題の多いものでもあります。

　お酒が弱くても営業活動でどうしても飲まなくてはならない人や，胃薬を飲みながら飲み続けている人など，診療所で話を聞いていると馬鹿らしくなりますが，飲まなくては仕事を続けられない社会なのも間違っているといえます。

　私のアルデヒド脱水素酵素遺伝子は正常型のようで，酔いません。しかしあまり楽しくもならないので適当で切り上げることになり，かえって幸せかもしれないと思っています。誰もが自分の分解能力をよくつかんで体を壊さないようにしてほしいです。

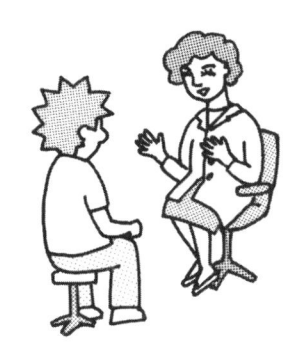

3

どちらも困る便秘と下痢

　便秘も下痢も，日常よく遭遇することです。入院するほどの状態は稀ですが，悩んでいる人は相当数いて，QOL（生活の質）を損ねます。

　人は通常，1日1回朝食後に排便します。固形の便が出るわけですが，何日も出なくて，出ても固いコロコロした便しか出ないのを便秘，便の水分量が増えて液体状になるのを下痢としています。どちらも治せるなら治したい状態なので，メカニズムから見ていきましょう。

● 体は究極の水分リサイクル施設 ●●

　人は食事と飲み物で約2ℓの水分を取ります。たくさん水を飲むと尿量が増えるので，水分の行方は消化器で吸収されて，腎臓から排泄されると簡単に考えがちですが，知られていないのは，唾液をはじめとする消化液の多さです。

　唾液は出ないと口がカラカラにひっついて，喋ることもままならず，また食べ物は必ず水分と一緒でないと飲み込めなくなり，初めて有難味がわかります。唾液は食べものを見たときや，食べるときはたくさん分泌されるのですが，通常でも口の中を潤し，無意識のうちに飲みこんでいます。その量1日約1ℓ。唾液の出ない病気に「シェー

3-1 体の水分：分泌と吸収—1日当たりの水の出入り

```
食事 ————— 2ℓ （食事に含まれる水分，飲料水）
消化液分泌量 —— 7ℓ： 唾液   1ℓ
                胃液   2ℓ
                膵液   1ℓ
                胆汁   0.5ℓ
                小腸液  2ℓ
                大腸液  0.5ℓ
                ＊消化液は小腸，大腸で吸収される
尿量 ————— 1.5ℓ
便 —————— 0.1ℓ
不感蒸泄 ———— 0.4ℓ （皮膚から汗，肺から呼気で）
                ＊夏は汗が増えるので，その分を飲料水など外から補う分を増やす
```

グレン症候群」があります。

　次に胃液です。何と2ℓ。膵臓から出る消化液も1ℓ。胆汁0.5ℓ。小腸液2ℓ。大腸液0.5ℓと計9ℓもの水分が分泌されているのです。この水分はどこに行ってしまうのでしょう。

　尿からはたかだか1.5ℓ，汗や肺から0.4ℓ，便の水分量に至っては0.1ℓですから，総計約2ℓです。外から入った分とほぼ一緒です。中で分泌される分は小腸と大腸で吸収されることになるので究極のリサイクルです。

　この水分の行方によって便秘や下痢が起こってくるのはもうおわかりでしょうが，様々な原因があります。

● 便秘の原因は4種類 ●●

(1) 器質的疾患による通過障害

　　大腸のどこかが硬くなったり細くなったりしたところがあって，便が通過できなくて便秘になるものです。

　　昔は赤痢などの重症感染症のあと，大腸粘膜が癒着でひきつれ，この種の便秘が多く見られました。現在はお腹の手術後の癒着で

3-2 便秘の原因

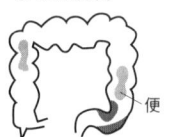

① 通過障害	② 弛緩性	③ 痙攣性	④ 習慣性
炎症性狭窄 癒着 大腸がん	下垂体質 下剤の乱用 鎮痙剤の乱用	腸管輪状筋 緊張亢進 ストレスなど	胃結腸反射を 無視していて 反応しなくなる

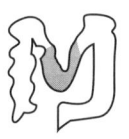

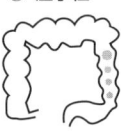

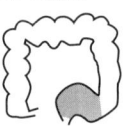

も見られます。

　もっとも注意しなくてはならないのは大腸がんです。肛門近くのがんでは，便が細くなりまわりに血液がまとわりつくように付いてきます。そうしたらかなり怪しいと思ってください。大腸の上のほうだとそのようなことはありませんが，毎日出ていた人が3日に1回などとなったら，検査を受けたほうがいいでしょう。

(2) 弛緩性便秘

　大腸が伸びてしまって真中に内容物が溜まって下降結腸に降りてこないものです。便は直腸に溜まらないと便意を感じないので，何日でも意外に苦しくもなく過ごしてしまう人がいます。下剤，鎮痙剤の乱用で起こることがあります。

(3) 痙攣性便秘

　精神的な要因が多いといわれています。大腸には輪状筋があって，順番に収縮して便を肛門のほうに押していきます。ところがこの筋肉が過度に収縮すると便は，同じところで停滞して，その間に水分が吸収されるので，コロコロの便になります。

(4) 習慣性便秘

　便秘の中で一番多い種類です。特に女性に多く，密かに悩んでいます。

便は朝食後に出ることが多いので，ところてんのように押し出されると考えている人もいますが，小腸6〜7m，大腸1.6mもあるので簡単に押し出すというわけにはいきません。

胃に食べものが入ると，大腸は動き出して肛門のほうに便を送り始めます。大腸を結腸ともいうので，この動きを胃結腸反射と呼んでいます。

胃結腸反射は，胃の中が空っぽの時間が長いほど，強くなるので，通常空腹の時間が長い夜の後の朝食後が一番強く，朝排便となります。

ところが，朝食事をしないとか，忙しくて排便を我慢することが続くうちに，直腸がマヒして，いくら便が溜まっても，脳に知らせなくなってしまい便秘となるものです。

● 便秘は手遅れにならないうちに対処を ●●

大げさかもしれませんが，便秘を放っておくと一生ものになってしまいます。もちろん器質性便秘を疑ったら，迷わず医師に相談しましょう。

痙攣性便秘は，精神的な緊張やストレスで悪くなるので，自分でもそれらを排除するよう努力してほしいですが，医師に精神安定剤を処方して貰うと楽になることがあるのでこれも相談してください。過敏性腸症候群の便秘型のこともありますので，その場合も治療が必要です。

弛緩性は便秘の薬などの飲みすぎが多いので，習慣性便秘を起こさないことが大事です。一番多い習慣性便秘は生まれつきの場合は別として，大部分が食事や排便習慣で起こります。

胃結腸反射をしっかり起こさせるために，夜遅くまで食べないこと。お腹がすいて朝起きたら朝食をたっぷり食べてください。食物残渣の多い野菜，果物をたくさん食べましょう。

3-3　習慣性便秘の対策

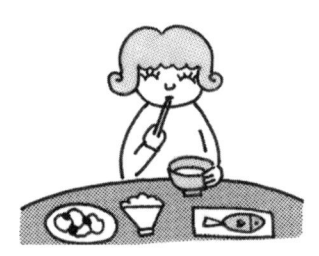

① 朝食をしっかり食べる

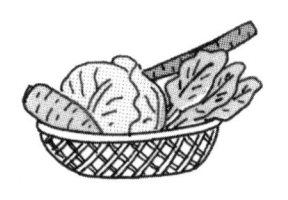

② 食物繊維をたっぷり食べる

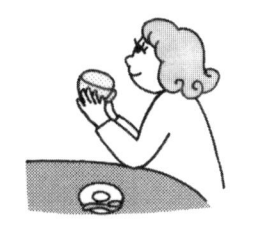

③ 朝食後 30 分家にいる余裕を持つ

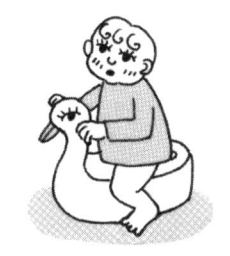

④ 排便のくせは幼児期につける

　そして30分はゆっくりすること。便が直腸に来るまで待つのです。
　では外で排便するのはどうかというと，人は家から1歩外に出た途端，交感神経優位になって，腸の動きはぴたっと抑えられてしまいますので便秘がちの人は，家で済ませるのが絶対条件です。
　習慣性ですから，この排便をお母さんは子どもが幼稚園の時からしつけなくてはなりません。習慣がつけばすぐ出るようにもなりますので，特にこの手の便秘になりやすい女の子を持った親は，食事のしつけと共に排便のしつけも親の務めと思ってください。
　ではもう大人になってしまったらどうしたら良いでしょう。30分早く起きてください。通勤が遠い人は気の毒ですが，工夫してください。

● **下痢の種類もたくさんある** ●●

1回の便の水分量が200ml以上になると下痢とされます。しかし通常測るわけにはいきませんから，ドロドロ状態，または水のような便のときは何らかの対処が必要です。

● **急性の下痢と慢性の下痢で対処が違う** ●●

(1) 急性の下痢　1日～数日

炎症性

細菌やウイルスによるものです。かなり激しい場合は入院して点滴で水分や栄養を補わなくてはなりません。

自宅でもスポーツ飲料で下痢によって失われた電解質と水分を補い，食物残渣の少ない食事をします。

機能性

テストや試合で緊張したときや，ストレスでも急に下痢をします。大事なときにはとても困りますが，あまり深く考えないほうがいいでしょう。そのうち治ったりします。治らなかったらそんなときだけ医師に鎮痙剤か，精神安定剤を貰うといいでしょう。

冷たいものを口にするだけで反射的に下痢をする人もいますが，

3-4　下痢の原因

(1) 急性の下痢　　1日～数日，数週間までの症状のもの
　　　(ⅰ) 炎症性　①ウイルス性：腸管ウイルス，エンテロウイルス，エコーウイルス，
　　　　　　　　　　　ノロウイルス，ロタウイルスなど
　　　　　　　　　②細菌性：赤痢，コレラ，食中毒菌など
　　　(ⅱ) 機能性　①緊張性：テスト，試合，ストレス
　　　　　　　　　②反射性：冷たいものなど食べて

(2) 慢性の下痢　　1か月以上，数年～一生症状が続くことも
　　　(ⅰ) 過敏性腸症候群
　　　(ⅱ) 潰瘍性大腸炎
　　　(ⅲ) 慢性膵炎

そういう人は夏でも温かいものを飲むようにするなど注意してください。

(2) **慢性の下痢　1か月以上，数年から一生のことも**

　過敏性腸症候群

　下痢型，便秘型，下痢便秘交互型があります。腸にはなんら異常が認められないのに苦しみます。腸の運動が活発になる副交感神経が緊張しているためかといわれています。ストレスが強い，あるいは長く続いている人がなりますので，ストレス病のひとつに入っています。

　便秘は緊張性でコロコロの便が出ていて，そのうち急に下痢になったりしますので，そのときの状態で食事を変えます。便秘のときも食物繊維が少ないものをといわれていましたが，最近はかえって多めのほうがいいだろうということに変わりました。

　潰瘍性大腸炎

　免疫系の異常で，大腸粘膜がただれ，水分吸収ができません。血便も出て貧血にもなります。昔は少ない病気でしたが，欧米並みに増えてきました。原因はまだよくわかりませんが，医師たちは必死で治療法を探していて効果のあるものが出てきました。

　下痢をしても長期にわたるので，栄養が落ちないよう工夫します。落ち着いた時は普通食を食べるよう，下痢の時は特殊栄養を摂らせるようにというようにしています。

　慢性膵炎

　膵臓が固くなって消化液が出なくなるために，不消化で下痢になるものです。脂肪分の多いものを食べたら消化しないので便が油で光って見えます。アルコールでやられてしまうことは前に書いた通りです。

　慢性膵炎になってしまったらお酒どころではありません。炭水化物の多い食事にして，消化剤を大量に飲みます。

この他にも原因が様々な下痢がありますが，難しいものは早く医師に任せたほうがいいでしょう。

　最近は通勤，通学時間が長くなって乗り物の中でとても辛い思いをします。しかし炎症性の下痢では，無理に止めないほうがいいといわれています。細菌や毒素が体内に残ってしまうからというのです。

　一錠飲めば下痢がすぐ止まるという薬の宣伝がありますが，機能性下痢か過敏性腸症候群のときだけにしておいたほうが無難かと思います。

便秘と下痢 ● ひとくちメモ

　いままで問題のなかった人が，便秘だと診療所に駆け込んできました。夏の暑い時期だったので「水分が足りなかったのでしょう」とたくさん水を飲んでいただき，解決しました。

　1 か月も便秘になるパーキンソン病も，大量の水を飲ませたら，2 日に 1 回出るようになったと報告した医師もいます。

　朝起きぬけの水も排便を促します。やってみてください。

　下痢も水分補給は大事です。特に子どもは脱水になるのでこまめに飲ませてやらなくてはいけません。大人もスポーツ飲料の冷たくないのを少しずつ飲んでください。日本茶や紅茶もいいでしょう。

　便秘と下痢，正反対のようですが，キーワードは水です。

4

外敵からも身を守りましょう
——食中毒と寄生虫

　2008年は食の安全が騒がれた年でした。東南アジアからODA（政府開発援助）で買い付けた米に，アスペルギルス・フラブスというカビが産生するアフラトキシンB_1という毒素が見つかりました。政府はのりなどの工業製品に使うように安く業者に売りましたが，その業者が加工米として転売して，せんべいや餅製品，はては学校給食にも見つかるという事件がありました。

　アフラトキシンB_1は，15μg/kg（μg：百万分の1g）でも動物の肝臓にがんを発生させるという強毒性を持っています。高温多湿の地域に発生するカビです。東南アジアからのピーナツや，干ばつになったアメリカでトウモロコシに発生したこともありました。日本では外国からの食糧は検疫でチェックして，見つかると破棄しています。工業製品なら害はないと思っていたら，思わぬ厄害となりました。

　中国でミルクにメラミンを混入した業者がいて，たくさんの子どもが腎臓結石で苦しんでいます。日本にもチーズなどに加工されて紛れ込んできました。メラミンとは，メラミン樹脂のことです。タンパク濃度を測るときに，メラミンが入っていると濃度が高いと出るので，ミルクは薄めてメラミンを入れたというわけです。

　グローバル化した世界は，ひとつの国で安全を守っていればいいと

4-1 食べ物，飲み物によっておこる消化器の病気の主なもの

1. 経口伝染病	① 赤痢
	② コレラ
	③ 腸管出血性大腸炎（O-157）など
2. 食中毒	① 細菌型　② 細菌毒素型
	③ ウイルス型　④ 自然毒によるもの

※1999年の感染症新法から経口伝染病，食中毒を一括して食中毒で統計を取ることになった

いうわけにはいかなくなり，国の責任は重大です。

個人も勉強して身を守らなくてはなりませんが，姿を変えて入ってくる物に対しては限度があるので，ここでは，自分でも防げる身近な危険を知ってください。

● 食中毒の推移 ●●●

日本はとても衛生的な国だと，日本人は皆思っていますね。確かに戦後から上下水道も完備して，昔の不衛生の時代に流行した赤痢やコレラなどは姿を消しましたが，食中毒は2000年代，3万人前後発生していて，ちっとも減りませんでした。2006年，39,026人，2007年は，33,477人とむしろ増加しています。冬にノロウイルスによる食中毒が流行したためです。厚労省や保健所が必死になって2017年には細菌性食中毒が減って16,464人と半数程になりましたが，まだ大きな脅威ではあります。

食中毒とは口から入ってくる細菌や細菌の産生する毒素，ウイルス，自然毒などで病気になるものです。

主に食品を通じて入ってくるのですが，細菌やウイルスが混入していても腐敗菌と違って，食べ物の味もにおいも全く変わらないので誰も気がつかないのです。そして食品の中の細菌が何10億という数に増えてしまった物を食べると発病します。最近は菌やウイルスの数が少なくても発病するものが出てきましたので油断はできません。でも，何が危険かをあらかじめ知っていればかなり防げるはずですね。

(1) 昔の1位だったサルモネラ菌食中毒

　お弁当やお菓子で起こる食中毒です。ネズミやニワトリの卵から感染します。これは菌の数が大量に増えて起こるので，作ってからすぐ食べないお弁当やお菓子が危険になります。お弁当のおかずを夜に作って，冷ますために網をかぶせて置くとします。寝ているうちにネズミがその上を歩くと，サルモネラ菌を落とすというわけです。

　家庭では冷蔵庫に入れてしまえば安心ですが，大量に作る場合，調理場にネズミが入らないように保健所が厳重に検査しています。しかしその網をかいくぐってときどきお弁当による食中毒が後を絶ちません。

　お菓子の場合，卵を割るときに殻についたサルモネラ菌が混入して起こります。加熱すれば菌は死にますが，生の卵を使うお菓子は要注意となります。イタリアのデザート，ティラミスは，加熱しないので，食中毒が起こったことがありました。作ってから時間がたたないうちに食べたほうが安全です。

　サルモネラ菌食中毒を防ぐために，ニワトリに予防注射をするようになってきました。徹底すれば食中毒は減るでしょう。ところが，イヌやネコ，ミドリガメもサルモネラ菌を持っているので，家

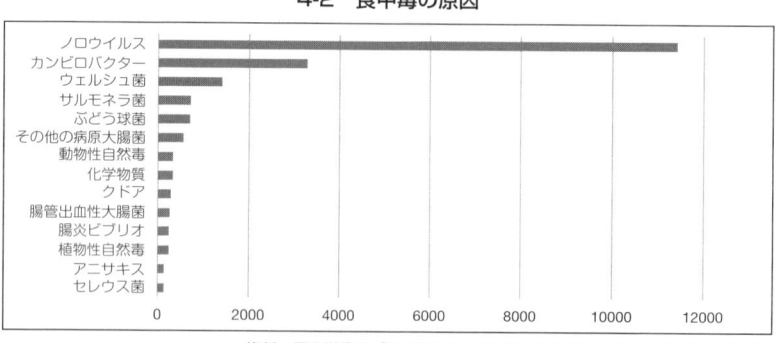

4-2　食中毒の原因

原因	件数
ノロウイルス	約11500
カンピロバクター	約3500
ウェルシュ菌	約1500
サルモネラ菌	約800
ぶどう球菌	約700
その他の病原大腸菌	約500
動物性自然毒	約400
化学物質	約300
クドア	約300
腸管出血性大腸菌	約200
腸炎ビブリオ	約200
植物性自然毒	約200
アニサキス	約100
セレウス菌	約100

資料：厚生労働省『平成28年　病因物質別月別食中毒発生状況』より引用

の中で飼っている場合は食品が汚染されないようにくれぐれも気をつけてください。ゴキブリも菌を運ぶといわれています。

(2) 夏のお寿司で腸炎ビブリオ食中毒

　1998年までは，腸炎ビブリオ菌によるものが夏の食中毒の1位でしたが，その後減ってきました。

　腸炎ビブリオ菌は，浅い海にいて，海水温度が16℃以上になると増え始め，25℃〜30℃でとても増えて貝や魚に付いて陸に上がってきます。

　夏は暑いのでさっぱりしたお寿司やお刺身が好まれますが，この食中毒になると暑いのに何十回も下痢をしてしまいます。死ぬことは稀ですが，死ぬほど苦しみますので，それが嫌だったら夏に生の魚介類を食べないことです。

　どうしても食べたいときは真水でよく洗ってください。そのとき，間違っても塩水で洗わないこと。ビブリオ菌は塩が大好きなので死なないのです。ビブリオ菌の付いたまな板で調理した違う食品でも菌がうつってまれに食中毒が起こることがあります。

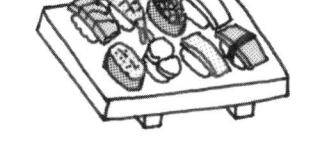

(3) カンピロバクターを知っていますか？

　昔はほとんど聞かない名前でした。鶏肉にいて，加熱が足りないと感染してしまいます。1998年まで年に20件足らずでした。2007年には2396件ですから，なんと100倍以上です。2016年には細菌性食中毒の一位です。

　食生活の変化と，イヌ，ネコ，小鳥からも感染するといわれているので，ペットブームでも増えてきたのかもしれません。ペットを飼っている人は自分で予防しなくてはなりません。症状は，頭痛，発熱，下痢，腹痛です。

(4) 大企業を倒産させたブドウ球菌毒素

　ブドウ球菌は，培養するとブドウの房のような形に増えるのでこの名前がつきました。人の皮膚や唾液の中にも存在しますが，健康なときは増殖が抑えられています。ところが手の傷が化膿したりすると，膿の中でこの菌が増えていきます。食品を扱うときに注意しないと紛れ込み，菌数が増えて毒素を産生してしまいます。この菌の困ったことは，毒素が熱で分解しないことです。

　2000年6月に，加工乳で15,000人以上が食中毒を起こしました。古くなった牛乳のパックを手で開けてタンクに戻していましたが，誰かの手に傷があったのでしょうか。企業は加熱するから問題ないと考えていたようですが，毒素は分解せずに残っていたのです。その企業は消費者の信頼を失って倒産しました。

　家庭でも起こりうることです。料理をする人は手に傷があるときにはおにぎりやサンドイッチなど作るさいに気をつけてください。

(5) サリンに負けないボツリヌス毒素

　ボツリヌス菌は酸素を嫌う嫌気性菌です。土の中などに存在しています。地球上の大多数の菌は，酸素で生きる好気性菌に属するので，袋にエイジレスなどを入れて，菌が増えないようにしています。ところが，嫌気性菌は真空パックの中でも生きられるので油断ができません。

　1984年のカラシレンコン事件はまさに人の予想を上回ったものでした。ハスの中の土にボツリヌス菌が混じっていたらしく，九州の会社から全国に発送された真空パックのカラシレンコンで，9人死亡しました。

　毒の強さは，1 mgで1,000tのネズミを殺せるくらいといわれています。本当かと思われるでしょうが，人だと1 gで100万人が死んでしまいます。信じられないほどの毒です。

　紛らわしいことに症状は下痢ではなく，神経麻痺です。まず目の

神経がやられ物が二重に見えます。眼科に行ったりしているうちに、呼吸麻痺、心臓停止で手遅れになって死ぬので対応が難しい食中毒です。

　欧米では、肉の缶詰で有名です。ボツリヌス菌が増えると、缶はパンパンに膨らむそうなので、日本でも缶詰を買うときは充分注意してください。不安に思ったら加熱することです。この毒素は80℃で分解します。

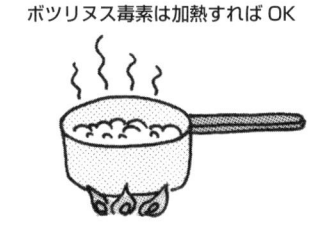

(6) ウェルシュ菌とは

　昔から存在は知られていましたが、急に増えてきた食中毒です。

　ボツリヌス菌と同様に、嫌気性菌に属します。牛、豚、鶏肉から感染します。肉を使ったシチューやカレーを、大鍋で大量に作ると、中のほうは空気が入らないので生き残ります。でも加熱するのに？　と思われるでしょうが、100℃で1時間加熱しても、芽胞という形で生き残るそうです。

　給食などで前日作ったカレーなどを翌日出すと、食中毒が起こるのです。そのため、別名『給食病』とも言われています。

　加熱で死なないという厄介な菌ですが、弱点がひとつあります。空気に触れるのがイヤなことです。家庭ではカレーやシチューをよくかき混ぜて空気を中まで送り込めばOKということですから覚えてください。

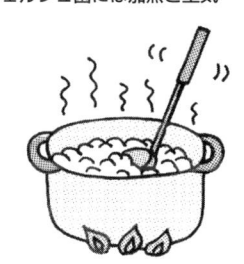

　口から入った菌は、小腸でまた芽胞型になるとき、エンテロトキシンという毒素を出し、それによって下痢がおこります。

(7) **腸管出血性大腸菌　O-157**

　本来牛の腸にいる大腸菌です。牛を解体するとき肉についてしまう場合があります。

　ところが菌数が数十個でも発病し，体内で産生されたベロ毒素は，腸管の壁を破壊するので血便が出て，重症になると腎臓も壊して尿毒症を併発して死に至らしめます。

　牛肉をよく食べるアメリカでは，昔から多かったのですが，日本では1996年の堺市や岡山での給食事件までほとんどありませんでした。7人の子どもが命を落としました。ステーキはレアで食べても大丈夫なのはなぜ？　と思われるでしょう。肉には表面に菌がつくので，外側を焼けば中は生でも大丈夫なのです。ところがハンバーグは，こねていると菌が中に入るので，レアはいけません。しっかり火を通してください。アメリカ人はハンバーグもレアを好みます。

　問題はレバ刺しや牛刺しです。また，焼肉の箸も生肉と焼けた肉を混同して使うと菌が付く心配があります。数十個の菌が口に入っただけでも発病して，食中毒の中では重症になるものなので忘れないでほしいと思います。タルタルステーキを食べたい人は，菌がないことを祈りながら食べてください。

(8) **食中毒の大半はノロウイルス**

　2006年，爆発的に流行して27,616人の患者が出たと報告されています。食中毒の大半を占めるようになりました。

　このウイルスは，カキの中に集積されるので，冬に生ガキを食べた人があたっていました。カキを食べなければ防げていたのですが，どうもウイルスが強くなったらしく，感染した人の吐いた物を拭いたあと，手洗いが不十分だったりするとうつったり，吐いた物が乾燥して風に舞うのを吸いこんでもうつるようになったので，ホテルやレストランでは大問題になりました。クリスマスシーズンに閉鎖に追い込まれた所もあったのです。

かなり激しい下痢，嘔吐が続くので，入院する人もいます。

(9) 自然毒も忘れないでください

いちばん有名なのは，フグです。内臓にテトロドトキシンという毒があり，調理をするとき内臓を傷つけてしまうと毒がまわってしまいます。

この毒は神経に作用して麻痺を起こすので，最後は呼吸麻痺で死亡します。意識は最後まではっきりしていますし，フグを食べたこともわかっていますから「やっぱり，あたったか」と思いながら死ぬことになります。

食べてから20～30分で舌や指先がしびれてきたら急いで救急車を呼んでください。輸液と神経麻痺を抑える薬と人工呼吸器で体内の毒が消えるのを待ちます。4時間以降の発病ならだいたい助かります。食べた毒の量が多いほど早く発病して死亡率も高いです。

命をかけても食べたいほど美味しいわけですが，調理師免許を持った人が作る所で食べてください。それでも内臓は食べないほうが無難でしょう。5月から7月の産卵期は特に毒が強くなっています。加熱しても消えません。人の致死量は，テトロドトキシン2mg。フグの肝臓の20g分です。

毒きのこにあたる人も後を絶ちません。色鮮やかなものは毒がある，縦に割けるものは良いとか，一般の俗説は全く当てになりませんから，キノコ狩りに行ったら必ず土地の人に聞くことです。ツキヨダケなどはシイタケそっくりです。

アサリやムラサキイガイもときどき毒を集積します。赤潮の毒を集積するとの説もありますがはっきりしません。たくさん食べすぎないことです。

ジャガイモの芽のソラニン，青梅のアミグダリンも毒です。たくさん摂取した場合，気分が悪くなりますので食べないようにしましょう。

4-3 寄生虫病

1. 野菜から入ってくる寄生虫	回虫，蟯虫（糞尿を肥料として使用すると）
2. 魚から入ってくる寄生虫	サケ，マス————広節裂頭条虫 ドジョウ，雷魚————有棘顎口虫 イカ，タラ，アジなど————アニサキス サワガニ，モクズガニ————肺吸虫
3. 肉から入ってくる寄生虫	豚肉————有鉤条虫，トキソプラズマ 牛肉————無鉤条虫 クマ肉————旋毛虫 キタキツネ————エキノコッカス ※尿などで汚染された川の水を飲んでも感染する

● 感染は減ったけど住みこまれると怖い寄生虫 ●●

　第2次世界大戦前の日本は寄生虫大国でしたが，いまはすっかり影をひそめ，知らない人もいるくらいです。しかし，途上国はまだ戦前の日本と変わらない状態なので，旅行に行ったときや，その国に駐在して感染することがあります。

　また，知らないで寄生虫のいる魚や肉を生で食べてもびっくりするような寄生虫に取りつかれることがありますので，覚えてください。

(1) **野菜から入ってくる寄生虫**

　　体の中をぐるぐる廻る回虫

　感染者の便とともに排泄される回虫の卵を野菜などと一緒に食べて入ってきます。

　体の中をぐるぐる廻っていくうちに成虫になり小腸に棲みつきます。どんどん卵を産み，人は栄養を吸い取られてやせ細っていきます。虫が増えて腸が詰まることもあります。

　ダイエットになるというのでインターネットで回虫の卵を買って飲む人がいるといいますが，肛門から白いミミズの大きさくらいの虫が出てくるのに耐えられるでしょうか？　絶対やめたほうがいいと思います。

　大便を畑の肥料にするところではまだ多くて，東南アジアに駐在

すると1年以内に半数以上が感染するそうです。

　蟯虫

　大腸の回盲部に寄生する1cmくらいの糸ミミズのような小さい寄生虫です。よほどでないと症状は出ません。暗い腸の中でどうして昼と夜の区別がつくのかわかりませんが，夜肛門から出て肛門の周りに卵を産みます。痒いので掻くと爪に付いた卵が他の人の感染源になるので家族感染します。

　幼稚園や保育園の一斉検査をしていましたが2016年4月1日から廃止されました。

(2) **魚から入ってくる寄生虫**

　広節裂頭条虫

　長さ10mの平たいうどん様の虫です。真田幸村が作ったとされる真田紐に似ているので別名「さなだ虫」とも呼ばれます。

　サケ，マスの生食で感染することがあります。サクラマスといわれる種類に多いそうです。

　有名なオペラ歌手であったマリア・カラスが痩せるために卵を飲んだのは有名ですが，これも，ちぎれた節が肛門から出てきて不快です。真似をしないでください。

　マイナス20℃以下で24時間以上冷凍すると卵は死ぬそうですので，魚を刺身で食べたいときは冷凍物が安心でしょう。

　皮下を歩く有棘顎口虫

　1～3cmの小さな虫ですが，人の体内では消化管を突き破って皮膚の下を遊走します。赤く盛り上がって痛痒いこぶがあると思っていると，翌日は別の場所にあり仰天します。取り除くためには，全部切り取るので40カ所も切られた患者さんがいました。

　ドジョウや雷魚にいます。日本より韓国や中国，台湾に多いのですが，日本人は刺身が好きだというので雷魚の刺身を出され感染したりします。ドジョウは「踊り食い」が危険です。踊り食いとは鍋

から苦しがって飛び跳ねるドジョウを箸でつかんで食べるのです。中まで火が通っていないとうつりやすいのでやめてください。

胃に食い込むアニサキス

海に住む魚にはかなりいる寄生虫です。刺身やお寿司を食べてから，数時間後にみぞおちに差し込む痛みがあったら怪しいです。救急車で運ばれて胃の内視鏡で見つかります。

タラ，サバ，サンマ，アジ，カツオ，イカなどに多く，とくにイカの刺身でやられます。

幼虫は人には寄生できないので数日で死にますが，小腸まで行ってしまうと診断がつかなくて手術されてしまうことがあります。

やはりマイナス20℃以下の冷凍で死ぬので，釣ってすぐより冷凍にしたもののほうが安全ということになります。

(3) 肉から入ってくる寄生虫

生焼けの豚肉から有鉤条虫

長さ2～3mの寄生虫です。加熱不十分な豚肉から感染します。成虫はあまり悪さをしないのですが，囊虫の状態のときに感染場所によっては大変なことになります。

脳だとてんかん様発作，痙攣，麻痺などがおこり，CTやMR検査で脳腫瘍と間違えられたりします。眼球に入ると失明です。

豚肉はかならずしっかり火を通すよう学校の家庭科で習うはずですが，なんでもレアで食べるのを通だと思ったら，代償は計り知れないものになります。現在少しずつ増えているそうです。

牛肉の無鉤条虫は？

牛肉は解体時に寄生虫が見つかったら，一頭処分するそうなので取りあえずは安心です。しかしこれは日本での話で，他の国では不明です。

クマの肉を食べて旋毛虫症

昔から欧米で多く，症状は，高熱，筋肉痛，むくみ，重症では肺

4-4　危険な食べモノから身を守る法

- 腸炎ビブリオ食中毒になりたくなければ，6月から9月までの期間は刺身，寿司を食べない。
- 古くなったものや，作ってから時間のたったものは捨てる。
- イカ，サケの刺身を食べたければ冷凍物がよい。
- フグは食べたければ調理師免許を持った人に料理してもらう。それでも肝臓，卵巣は食べないほうがよい。
- 豚肉はよくよく火を通して食べること。
- 淡水魚を生で食べない。東南アジアでは特に注意。
- 肉，魚を切った包丁，まな板にはすぐ熱湯をかける。
- 野生の動物の肉は危険。

炎，心不全をおこして死亡します。

　日本では1970年代から1980年代にかけて料理屋でツキノワグマやヒグマの刺身を出して何十人か感染しました。グルメブームの始まったころです。

　クマ以外にも，野生の動物には思いもかけない寄生虫がありますから，良く火を入れて食べることです。レストランで野生のシカなどの料理を食べるときは気をつけましょう。なるべくレアの状態で食べないことです。E型肝炎に感染することもあります。

食中毒，寄生虫 ● ひとくちメモ

　医学部では，熱帯医学寄生虫学の講義があり実習もします。実習の時間に教室に入っていったら，机の上にはたくさんの生イカが並んでいるではありませんか。先生のいわれるように皮をむいて顕微鏡で見たら，アニサキスの幼虫がびっしり！

　結婚した夫は他大学の医学部でしたが，やはり同じ実習をやらされたようで，それ以来今日まで，わが家ではイカの刺身やお寿司を食べません。

忘れられない患者さん ❷

アルコール依存症の末路

　診療所には，たまに警察から電話がかかります．患者さんが事故に巻き込まれたり，変死していたのが見つかったりした時です．

　電話は，ときどき来院していたSさんがマンションの部屋で亡くなり，数週間後に見つかったというものでした．港区に住んでいて，毎年秋の健康診断に訪れていたのに，「今年は来ないけどうしたのか？」とみんなで話していた矢先でした．

　Sさんは時代劇の悪役俳優です．わが家は時代劇ファンであるので，昔からSさんの出ているテレビ時代劇を見ていて，松平健の『暴れん坊将軍』ではよく顔を見かけていました．

　診療所に来るようになった頃はまるで柔和な顔になり，もう悪役はできないじゃないかと，皆でからかいました．ひとり暮らしなので寂しかったのか，診療所で私たちがSさんの昔の話などをするのでとても嬉しそうでした．

　年を取っても舞台では，濃いメークでごまかせるので地方周りをしていて，たまに新宿コマ劇場に出るときなど，とても自慢そうでした．腰痛で湿布を貼りながらの立ち回りに，北島三郎が「Sちゃんシップ臭いじゃないか」と舞台の上で叫んで，観客が大笑いしたなどと話していました．

　しかし，一人暮らしの寂しさを酒で紛らわせていたのでしょう．健康診断の結果を説明しながら，いくら飲むのをやめろといっても，酒量は増えるばかりだったようです．

　アルコールは，完全に分解すると，二酸化炭素と水になり体外に排泄されてしまいます．ところが，分解酵素の完全でない人は，中間代謝産物であるアセトアルデヒドが産生されて，様々な害を及ぼすことは本文で述べたとおりです．

　お酒を飲みだした若いときに顔が赤くなった人はヘテロ欠損型です．ヘテロ欠損型にアルコール依存症が多いといわれていますので気をつけなくてはなり

ません。Sさんは赤い顔でやってきたこともあったのでヘテロ欠損型からアルコール依存症になっていったようです。

　慢性アルコール中毒に陥った人は，お酒を飲まないでいると手や全身が震えだし，冷や汗，吐き気などが起こってきます。酒を飲めばたちどころに消えるので，麻薬同様また始めることになります。もっと長く断酒すると，小動物などが見えてくる幻視です。「部屋の隅にネズミがたくさんいる……」などと騒ぎだします。これも酒を飲めばたちどころに消えるので，また飲む，ということの繰り返しになります。

　脳がやられてくると，性格変化，アルコール痴呆の状態になるので家族は困って病院に連れてきます。ひとり者だと連れて行ってくれる人もいず，Sさんのように孤独に死んでしまう人もでるのです。

　東京都監察医務院の調査では，中年男性急死の35％は大酒家だそうです。その中で，死亡の原因がまったくわからないものがあり，大酒家突然死症候群と名づけられています。

　アルコール依存症の背景には欲求不満やストレスが存在します。そういったことがなければお酒は人生を彩る楽しいものです。

　同じ悪役俳優のFさんには，スーパーのパートで家計を支えながら，好きな仕事をやらせてくれた奥さんが存在したので，Sさんのような悲劇は起こりませんでした。

　「Sさん！　あの世では良い人とめぐりあって，あまりお酒を飲んではいけませんよ」。

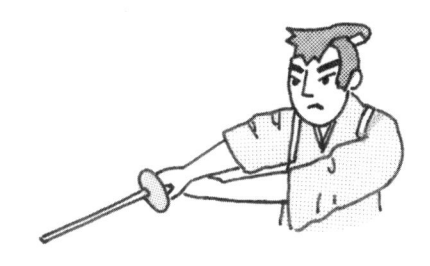

III

食事が関係する血液の病気

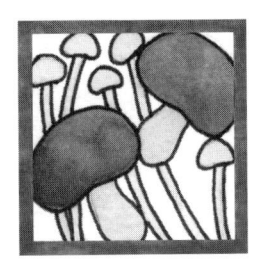

血球の生成系統

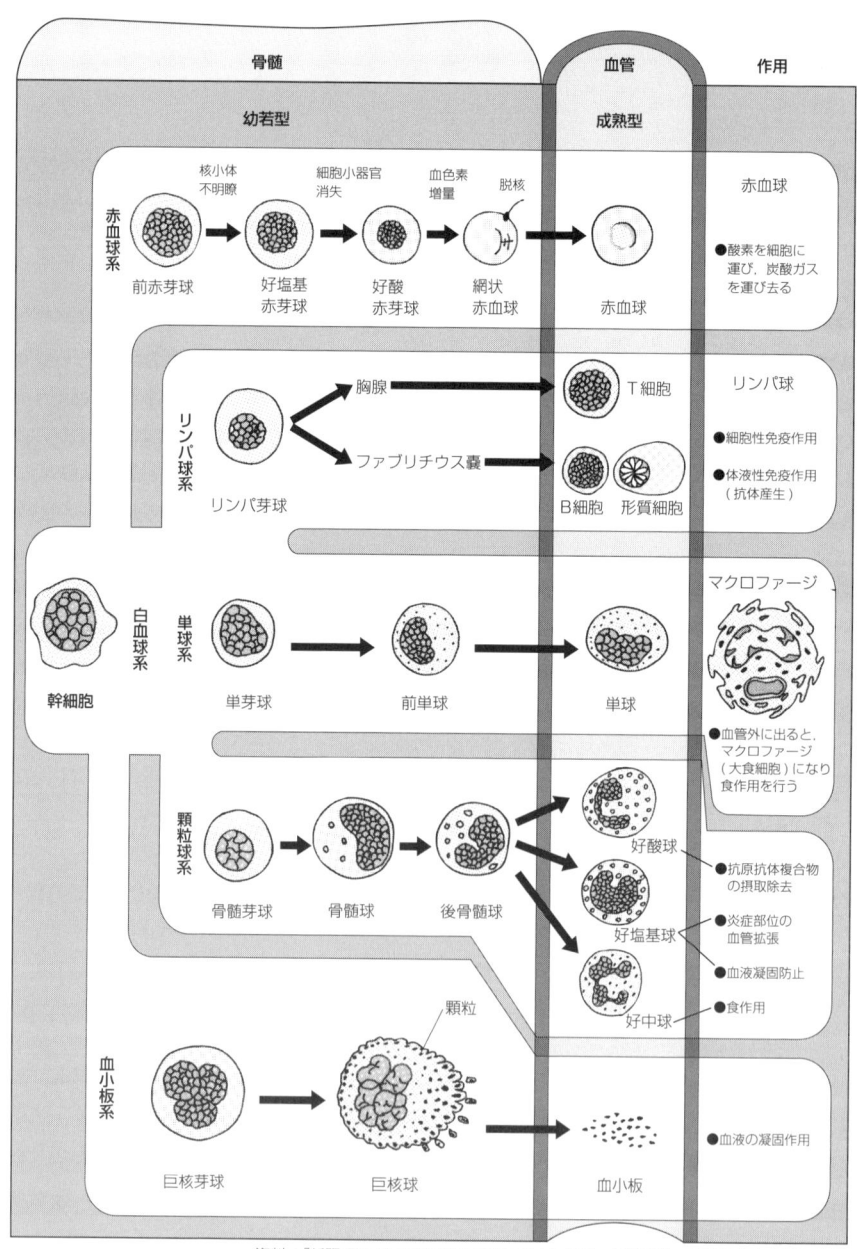

骨髄（幼若型） / **血管**（成熟型） / **作用**

赤血球系
前赤芽球 → 好塩基赤芽球（核小体不明瞭）→ 好酸赤芽球（細胞小器官消失）→ 網状赤血球（血色素増量・脱核）→ 赤血球

赤血球
- 酸素を細胞に運び、炭酸ガスを運び去る

リンパ球系
リンパ芽球 → 胸腺 → T細胞
リンパ芽球 → ファブリチウス嚢 → B細胞、形質細胞

リンパ球
- 細胞性免疫作用
- 体液性免疫作用（抗体産生）

白血球系（単球系）
幹細胞 → 単芽球 → 前単球 → 単球

マクロファージ
- 血管外に出ると、マクロファージ（大食細胞）になり食作用を行う

顆粒球系
骨髄芽球 → 骨髄球 → 後骨髄球 → 好酸球／好塩基球／好中球

- 抗原抗体複合物の摂取除去
- 炎症部位の血管拡張
- 血液凝固防止
- 食作用

血小板系
巨核芽球 → 巨核球（顆粒）→ 血小板

- 血液の凝固作用

資料：『新訂 目でみるからだのメカニズム』堺章,医学書院,2000年を参考に作図

1 人生を生きていく上で一番効率の悪い状態が貧血

　「ちょっと貧血気味」などと言いながら，一般にあまり真剣に考えられないのが貧血です．大出血で急激に貧血になったらとても立っていられませんが，じわじわと貧血状態になった場合，体が順応していきますので，かなりひどい貧血でも日常生活をなんとか送ることができます．

　健康診断などで高度の貧血が見つかり来院された方に「だるくありませんか？」とお聞きすると，「まあ年だからこんなものかと」とか言われます．まだ30代の女性がです．「地下鉄の階段をあがれますか？」と聞くと，「それはできません」「恥ずかしいけど真ん中で休む」などの返事が返ってきます．

　貧血は血液中の赤血球が少ないと考えている人が多いのですが，実は赤血球の中のヘモグロビン（Hb）という酸素を運ぶ色素の欠乏です．

　出血するとヘモグロビンを含む赤血球が体外に出てしまうので，体中が酸素不足になり，大量出血では死んでしまうことになります．血液は体重の1/13の量ですが，その血液の1/3が失われると命は危険になると思ってください．

　動物は酸素を取り入れてエネルギーを作り出すように進化しました．人間も例外ではありません．酸素がどのように役に立っているか

見ていきましょう。

　食べ物が小腸から吸収されて，血液中にグルコース（ブドウ糖）が増えます。グルコースは体中の細胞の中に取り入れられると，細胞内のエネルギー産生工場であるミトコンドリア内の，エネルギーを作り出すTCAサイクルに入り，ATP（アデノシントリフォスフェート）を産生します。ATPは，エネルギーの貯蔵形態ですが，酸素があると1グルコースから36分子のATPが産生されるのに，酸素のない状態だと解糖系で2分子のATPしかできません。

　体の中ではこのエネルギーで，筋肉を動かしたり脳で考えたりしているので，たくさんあるほうが有利ですね。

　マラソンの選手達が高地トレーニングをするという話はよく聞くと思います。酸素の薄い高地だと，少しの酸素をどんどん運ぶために血液中にヘモグロビンが増えます。そして酸素の多い平地に戻って試合にのぞむと，たくさんのヘモグロビンが運んでくる酸素で筋肉がエネルギーを作り出すから良い成績を出せるという理論からきています。

　脳は取り込んだ酸素の20％を消費します。脳がいかにエネルギーを必要としているかがおわかりと思います。現代人は脳が勝負です。集中力が落ちて良いアイデアが浮かばないと仕事もうまくやれません。

　筋肉，脳だけでなくすべての臓器は酸素を必要としているので，貧血がどれほど体に損か想像がつくでしょう。

● **ヘモグロビンは酸素を運ぶトラック** ●●

　ヘモグロビンは鉄原子（Fe）が4つ付いたタンパク質の高分子化合物です。グロビンというタンパク部分と，ヘムという色素の部分からなり，鉄が原料なので赤い色をしています。血液はこの赤い

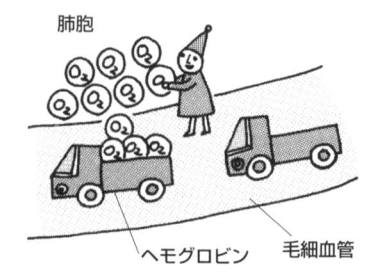

1-1 ヘモグロビン (Hb) の構造

- ヘモグロビンは、グロビンというタンパク部分と、4個の鉄原子を含むプロトポルフィリンという色素 (ヘム) 部分からなっている

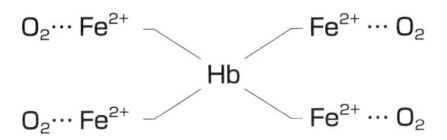

$$O_2 \cdots Fe^{2+} \diagdown \qquad \diagup Fe^{2+} \cdots O_2$$
$$Hb$$
$$O_2 \cdots Fe^{2+} \diagup \qquad \diagdown Fe^{2+} \cdots O_2$$

- 呼吸により肺胞に入った酸素は、動脈血の中で赤血球の Hb の Fe とゆるく結合して組織に運ばれ、そこで放出される
- CO (一酸化炭素) は O_2 より250倍も強く Hb に結合するので CO 中毒では組織が酸素不足になる

色素のいっぱい詰まった赤血球が、大量に流れているので赤いのですが、分離すると血漿は無色透明の液体です。赤いペンキを溶かしたような液体が流れているわけではありません。

余談ですが、エビやカニは鉄の代わりに銅をつかったので、透明な血液です。ヘモシアニンといいます。

1個の鉄原子 (Fe^{2+}) が酸素 (O_2) 1分子と結合するので、ヘモグロビン1分子は4分子の酸素を運びます。

一酸化炭素 (CO) は酸素の250倍も強力にヘモグロビンに結合するので、一酸化炭素中毒になると CO-Hb となり、CO はなかなか離れないので酸素を運べません。中毒になった人がいた場合、周りですぐ気がつけば救急車で病院に運び、高圧酸素室で高濃度の酸素を体に送り、ヘモグロビンに付いた一酸化炭素を追い出すのですが、間に合わないと体が酸欠状態で死に至るのです。

タバコも一酸化炭素が多いので、吸う人は軽い酸欠状態です。0.01秒を競うオリンピック選手はタバコを吸ったら勝てませんから絶対禁煙ですが、会議でも禁煙にしないといいアイデアは浮かびません。

タバコを吸うと頭がすっきりするというのは幻想です。ニコチン中毒の禁断症状が治まるのですっきりすると勘違いするのです。ヘビー

スモーカーは細かい計算のミスが多いことは実証済みです。

さて，ここまで読まれると，酸素を運ぶヘモグロビンの少ない貧血は，とても効率の悪い状態であることがご理解いただけたでしょう。

通勤，通学も人より過労になり，考えようとしても脳の酸素不足で集中力が落ち，持てる能力を出し切れません。限界に挑戦するアスリートの世界でなくても，学校，会社，家庭での家事でさえ，意志の力で頑張ってやっとやれる状態です。ところが貧血が治れば，らくらく

1-2 貧血の種類

1) 小球性貧血（赤血球が小さい）
　鉄欠乏性：ヘモグロビンを作る鉄の不足　供給不足や慢性出血
　鉄芽球性：ヘモグロビンのヘム合成酵素の異常低下
　　　　　　先天性
　　　　　　後天性（薬物，鉛中毒，亜鉛中毒，慢性アルコール中毒，慢性炎症）
　サラセミア（鎌状赤血球症　赤血球が三日月型）：
　　　　　　地中海沿岸に多い，まれに日本人にも。赤血球が壊れやすい
　球状赤血球症：
　　　　　　通常円盤状の赤血球が球状なので細い血管を通過するとき壊れやすい
　無（低）トランスフェリン血症：
　　　　　　トランスフェリン（血清鉄）は腸から吸収された鉄を骨髄へ，また，
　　　　　　脾臓で破壊された古い赤血球の鉄を再利用するために骨髄へ運ぶ
　　　　　　鉄が運ばれてこないと赤芽球（赤血球の前身）が作れない

2) 正球性貧血（大きさは正常）
　溶血性貧血：赤血球が早く壊れて寿命が通常の120日より短い
　　　　　　発作性夜間血色素尿症
　　　　　　行軍血色素尿症（赤血球破砕症候群）
　　　　　　自己免疫性溶血性貧血
　　　　　　薬剤
　骨髄不全：骨髄の異常で血球が作れない
　　　　　　再生不良性貧血（全血球が骨髄で低形成）
　　　　　　赤芽球癆（赤血球系のみ低形成）
　急性出血

3) 大球性貧血（赤血球のボリュームが大きい）
　悪性貧血：ビタミン B_{12} 吸収障害により赤血球が未成熟
　　　　　　自己免疫性
　　　　　　胃切除後
　　　　　　葉酸欠乏（偏食，慢性アルコール中毒）
　　　　　　その他のビタミン B_{12} 不足による巨赤芽球性貧血（菜食主義者，飢餓）

Attention　貧血の約93％は鉄欠乏性貧血，残りがその他の貧血

階段を駆け上がり，勉強も仕事も難なくこなせるのです。これを放っておく手はありません。

貧血が治った患者さんは「空をかけるくらい体が軽い」といいます。貧血は一刻も早く治して，生き生きと楽に人生を生きましょう。では何に気をつけたらいいのでしょう。

● **貧血の症状を知って怪しいと思ったら検査を** ●●

めまい，立ちくらみ，などを感じると，「貧血かな？」と疑う人は多いのですが，頭痛となると，本人も医師も別の病気を考えてしまうことがあります。しかし，脳の酸欠による頭痛はよくある症状で，貧血が治ると頑固な頭痛もあとかたもなく消えます。

動悸は心臓がドキドキするのを感じることですが，貧血は酸素を運ぶトラックであるヘモグロビンが足りないので，大型トラックなら1回で運ぶところを小型トラックなので2回往復するのと同じです。心臓は1回収縮するところを2回収縮することになり，頻脈でドキドキとなってしまうのです。

難治性の舌炎や爪の変形（スプーンネイル）があったら重症ですよ。

手足がしびれたり，冷えたり，階段は体を引きずるように登ったりの地を這うような生活も，貧血を治すと空をかけるような生活に変わります。でも貧血に陥る前に食事に気をつけて，初めから空を駆ける人生のほうがいいですね。

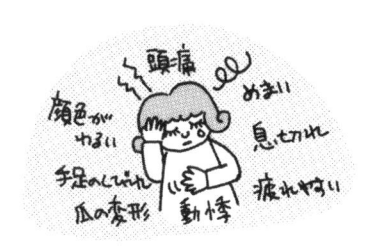

● **貧血は女性に多いが男性にも** ●●

女性は生理が始まると定期的に出血するので，その分余計にヘモグロビンの材料を食事で補わなくてはなりません。

ところが若い女性はダイエットにすごく興味があって食事は食べないのですが，なぜかケーキは食べるという，栄養的に偏った食生活です。栄養をたくさん摂るべきときに少ししか食べないうえ生理の出血で赤血球が体外に出て貧血に拍車をかけてしまいます。15歳から50歳の女性は，2400万人いるとされていますが，その10％の240万人が貧血との統計があり，また，そのうちの10％しか治療していないといいますから，損な人生を送っている女性がいかに多いことか。

　子宮にこぶができる子宮筋腫は，通常より生理の出血量が多いのでより貧血のリスクが高まりますから，貧血だったら1度は婦人科も受診してください。

　運動していると踵の骨で地面を蹴るとき，下を流れる赤血球がつぶれて，血球破壊が起こります。剣道が一番多く，若い男性でも貧血になってしまうこともあります。歩くのも固い靴底だと同じことが起こるかもしれないので歩き方にも注意してください。

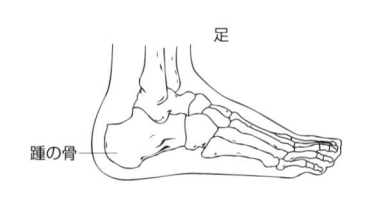

　男性はそれでも食べる量が多いし，生理の出血もないので，回復も早いのですが，ときどき不自然な貧血の男性を見ると，医者は悪性疾患を疑います。

● **貧血予防の食事** ●●

　女性の慢性貧血の90％以上は鉄欠乏性貧血なので，鉄分を補うことを主にします。しかし，ヘモグロビンはタンパク質との化合物なので，いくら鉄分を摂っても，肉や魚，乳製品などのタンパク質も十分食べないとしっかりしたヘモグロビンができません。

　人間の利用できる鉄には，動物のヘモグロビンに由来したヘム鉄，様々な鉄化合物に含まれる非ヘム鉄がありますが，野菜や穀類に含まれる非ヘム鉄は腸からの吸収が悪いので，動物の肉をなるべく食べて

1-3 鉄の体内分布

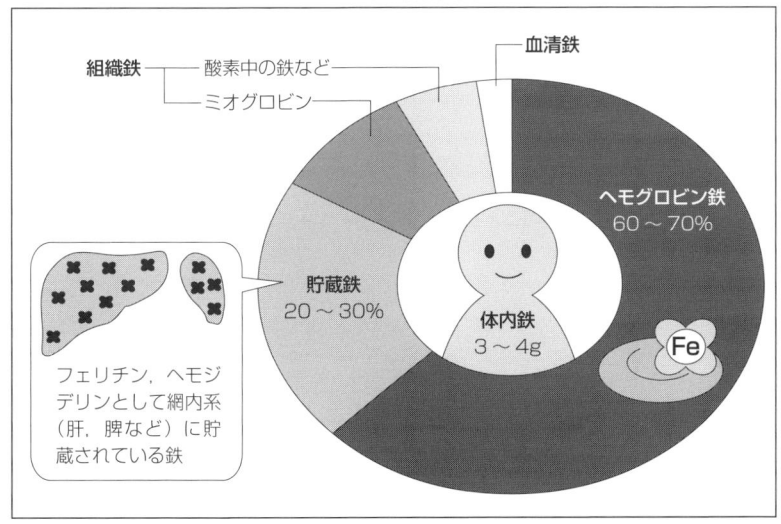

- 組織鉄
  - 酸素中の鉄など
  - ミオグロビン
- 血清鉄
- ヘモグロビン鉄 60〜70%
- 貯蔵鉄 20〜30%
- 体内鉄 3〜4g

フェリチン，ヘモジデリンとして網内系（肝，脾など）に貯蔵されている鉄

資料：『病気がみえる〈5〉血液』メディックメディア，(2008) より引用

1-4 鉄の吸収と損失

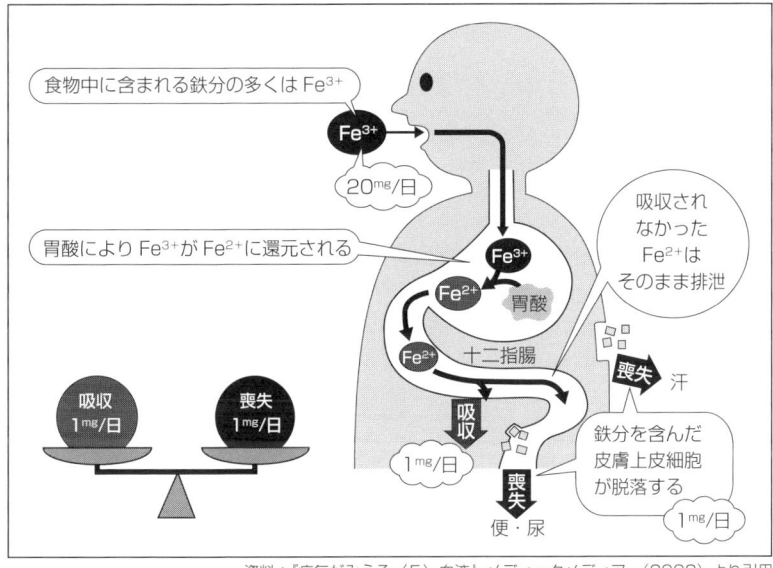

- 食物中に含まれる鉄分の多くは Fe^{3+}
- Fe^{3+} 20mg/日
- 胃酸により Fe^{3+} が Fe^{2+} に還元される
- 胃酸
- 十二指腸
- 吸収 1mg/日（便・尿）
- 吸収されなかった Fe^{2+} はそのまま排泄
- 喪失 汗
- 鉄分を含んだ皮膚上皮細胞が脱落する 1mg/日
- 吸収 1mg/日 ／ 喪失 1mg/日

資料：『病気がみえる〈5〉血液』メディックメディア，(2008) より引用

人生を生きていく上で一番効率の悪い状態が貧血

1-5　脱貧血メニューと注意

積極的に取ろう

1　まずはヘム鉄：動物体内の鉄を利用する。吸収が良い（食品100g中）
牛レバー（4mg），和牛ヒレ肉（2.5mg），煮干し（18mg），
かつお節（9mg），あゆ（5.5mg），ヤツメウナギ（2mg），
卵黄（6mg）

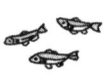

2　次は非ヘム鉄：地球は鉄の惑星，その鉄を吸い上げた食品（食品100g中）
ひじき（5.5mg），海草，あさり（3.8mg），
しじみ（5.3mg），ほうれん草（2.0mg），
切干大根（9.7mg），ココアパウダー（14mg）

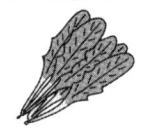

3　鉄分の吸収にはビタミンC，胃酸が必要
ビタミンC　：　レモン，柑橘類，リンゴ，緑黄色野菜
胃液の分泌を刺激する酸っぱい食べ物：酢，香辛料，梅干しなど
（胃切除の人は貧血になりやすい）

4　ヘモグロビン産生には蛋白質，ビタミンB_6，B_{12}，葉酸，銅も必要
肉，魚，卵，乳製品，緑黄色野菜，果物など多彩なメニューが
貧血予防（胃のない人はビタミンB_{12}の吸収も悪く貧血になる。
菜食主義者も貧血が心配）

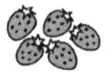

控えよう

5　タンニンは鉄吸収の敵
食事前後2時間くらいの緑茶，紅茶は，含まれるタンニンが
鉄と結合して吸収を妨げるので注意！
＊貧血治療の鉄剤は鉄含有量が多いのと，高度の貧血では
腸からの吸収も高まっているので制限はなし

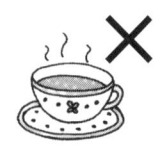

6　穀類のフィチン酸，乳タンパク，大豆もすこし敵
鉄と結合して吸収を妨げる

Attention　鉄は体内で1日1mg失われる。吸収率を考えて10倍必要
推奨量は成人男子10mg，生理のある女性は20mg，妊婦は30mg

資料：鉄含量は『新カラーガイド食品成分表改訂第3版』より抜粋

ください。

　レバーは料理のときに血抜きをしてもかなり動物の血液が残るので，ヘム鉄豊富です。ところが環境が汚染されている現代では危険な部位になってしまいました。餌に混入した公害物質は，動物が肝臓で分解しようとしてもできずに，そこに溜まってしまうのです。

　牛の肝臓には牧草に撒かれた農薬が，豚は飼料に混ぜた抗生物質や早く太らせるための女性ホルモン，トリは魚をすりつぶした飼料に海の汚染物質である重金属やダイオキシンなどが溜まってしまいます。赤身の肉の部分と比較すると，そういった物質は肝臓に300倍も多いといいます。肝臓だけではなく動物や魚の内臓や脂肪にはそういった物質が溜まりやすいのでたくさん食べるのは危険です。

　あまりひどい貧血は，まず鉄剤で治療して，そのレベルを落とさないようにバランスのとれた食事をするのが良いと私は考えています。

　最近は鉄入り牛乳やヨーグルトクッキーなども売っていますので上手に利用するとよいでしょう。

貧血 ● ひとくちメモ

　女性の願いは，白くしっとりした美しい肌。そのためにどんなに化粧品にお金をかけていることか。ケーブルテレビのコマーシャルは化粧品の宣伝ばかりです。

　でも，肌が酸欠だったら，どす黒くかさかさでお年寄りのようです。貧血患者の肌は色白と考えがちですが，患者さんたちはとても汚い肌で来院し，治ると輝くほどの美しさになります。ヘビースモーカーも酸欠で同じ状態です。

　人間の肌に一番必要なのは化粧品ではなく，酸素と栄養です！

人生を生きていく上で一番効率の悪い状態が貧血

❷ アレルギーは血液の病気？

「アレルギーが血液の病気……？」

そうなのです。アトピー性皮膚炎は皮膚科に，アレルギー性鼻炎は耳鼻科に，喘息は小児科や内科にかかるので，全部別の病気と考えている方が多いのですが，体の中で起きている反応は一緒です。発現場所が違うので症状の出る部位を扱う医師が診ています。

でも，患者さんは基をよく理解して予防しないと病気から抜け出すことができません。病気の起こるメカニズムを勉強してアレルギーを軽くしましょう。

● **免疫系を警察組織に当てはめてみると意外と簡単** ●●

免疫？　難しそう……と思われるでしょうが意外に面白いですよ。アレルギーは免疫系の異常ですからこれを知らないと理解できません。

免疫系は体の中のミクロの世界で体を守っている組織ですが，人間社会の警察組織とそっくりなのです。警察組織ができたのは免疫系が解明されてくる前ですから，真似をしたわけではありません。敵からの防御には共通したものがあるのでしょう。図2-2（146頁）を見ながら読んでください。

免疫系は非常に複雑で，良くこんな小さな組織で何億とある外敵に

2-1 アレルギーの分類

Ⅰ型（即時型アレルギー）	蕁麻疹，花粉症，喘息，アトピー性皮膚炎，薬物によるアナフィラキシーショック
Ⅱ型（細胞融解型アレルギー）	特発性血小板減少性紫斑病　不適合輸血，溶血性貧血
Ⅲ型（免疫複合体）	エリテマトーデス，リウマチ，糸球体腎炎
Ⅳ型（細胞免疫アレルギー）	接触性皮膚炎，薬疹，拒絶反応

対処しているものだと感心します。その仕組みの一部を解明してノーベル賞を取ったのが，利根川進博士でした。

しかし細部は専門家に任せて，大きなところだけ見ていきましょう。警察を頭に入れていただくと割合簡単です。

免疫とは，疫病を免れる，つまり細菌やウイルスから体を防御する仕組みということで名付けられました。

白血球にはいくつかの種類があります。外部から細菌，ウイルス，異物などが入ってくると，単球がまずヘルパーＴ細胞に知らせます。するとヘルパーＴ細胞は，キラーＴ細胞に外敵を殺すように命じます。ヘルパーＴ細胞は司令塔なのです。マクロファージにも指令を出すと，マクロファージは外敵を飲みこんで溶かしてしまいます。大きくてなんでも食べてしまうので別名喰細胞ともいいます。

Ｂ細胞には外敵を溶かす抗体を作るように指令します。ここがアレルギーに関係する大事なところです。Ｂ細胞は形質細胞と形を変えて，外敵に見合う抗体を作り始めます。抗体は外敵とくっつくと外敵を溶かしてしまうのです。あまりやりすぎないように，サプレッサーＴ細胞が監視していて調整をしています。

では，警察組織と，比べてみましょう。ヘルパーＴ細胞は，警察の警視総監とでも考えてください。単球は刑事です。常に血液の流れに乗って体の隅々まで見て回ります。あやしいやつがいると，人相書

2-2 免疫系の図

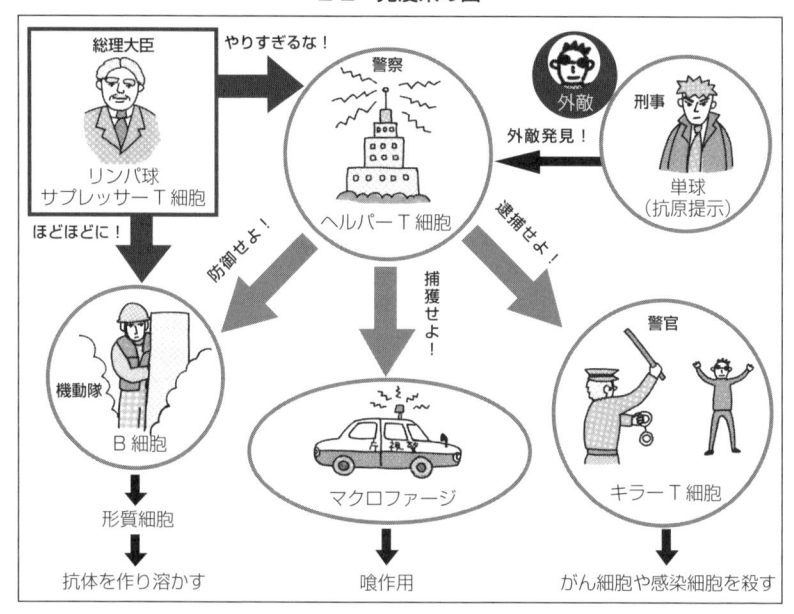

[図：総理大臣＝リンパ球サプレッサーT細胞（やりすぎるな！／ほどほどに！）、警察＝ヘルパーT細胞、刑事＝単球（抗原提示）（外敵発見！）、機動隊＝B細胞（防御せよ！）→形質細胞→抗体を作り溶かす、マクロファージ（捕獲せよ！）→喰作用、警官＝キラーT細胞（逮捕せよ！）→がん細胞や感染細胞を殺す]

きを作って警察に知らせます。

　キラーT細胞は警官です。短銃で犯人を見つけると射殺してしまいます。マクロファージは犯人を捕まえてきて牢屋に入れてしまうパトカーだと思ってください。B細胞は，機動隊ですね。催涙ガスを撒き散らし，犯人たちを捕まえようとするのです。それらをあまりにもやりすぎて一般市民を巻き添えにしないように，サプレッサーT細胞が制止します。内閣総理大臣命令ということになります。

● **アレルギーは免疫系の過剰反応** ●●

　では，アレルギーはなぜ起こるのでしょうか。異物に対する抗体を作りすぎるということが分かっています。

　アレルギー性鼻炎の大部分は，2月から4月にかけて飛ぶスギ花粉が原因で，日本でこれに苦しめられている人は年々増えています。

2-3 アレルギーの発生機序

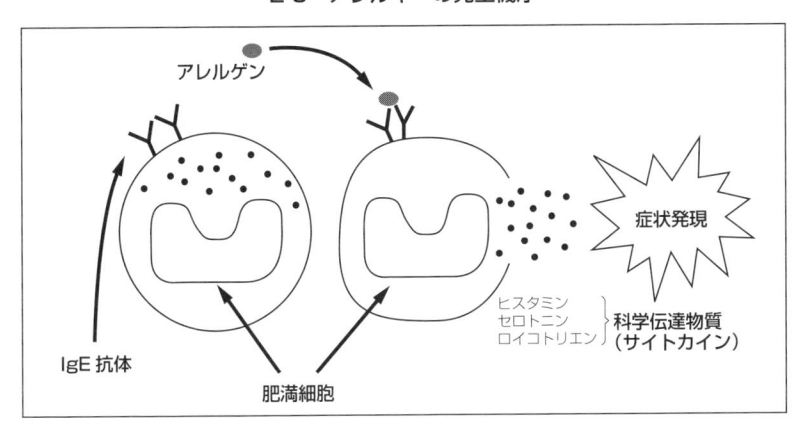

(図：アレルゲン、IgE抗体、肥満細胞、ヒスタミン・セロトニン・ロイコトリエン、科学伝達物質（サイトカイン）、症状発現)

　花粉が鼻や目に入って，花粉の刺激で鼻水や涙が出ると思われがちですが，吸い込まれた花粉は肺から血液中に入り，単球が異物と認識して手配書を作ります。

　ヘルパーT細胞は，B細胞に命じて手配書にあう抗体を作らせるのですが，作りすぎた抗体と抗原（花粉）の結合物がたくさんできてしまうので溶ける前に鼻の粘膜に取り付いてしまうことになります。なにしろ血液は1分間で体を一周してしまいますから。

　抗原抗体結合物の付いた肥満細胞は，自分から化学物質のヒスタミン，セロトニン，ロイコトリエン（これらをサイトカインという：細胞から分泌される化学物質の総称）などを分泌しますが，これが，かゆみや赤くはれ上がる原因になるのです。

　かゆくなるので掻くと周りまで腫れ上がり，ますますひどくなるという悪循環に陥ります。機動隊が催涙ガスをまき散らし，遠巻きにして見ていた一般市民も巻き添えになるという図です。やりすぎだからストップしろという総理大臣命令が発令されないのがアレルギーという病気のようです。

● **アレルギー患者はどんどん増えている** ●●

　2月から4月は日本国中，スギ花粉にすっぽり覆われ，誰でも同じように花粉を吸っているのに，アレルギーになる人とならない人がいるのはなぜでしょう。

　アレルギーにならない人の場合，抗体は適当に作って，残りの花粉は別のやり方での処理をしています。しかし，「去年まで大丈夫だったのに今年から急に」とか「春，箱根のケーブルカーで黄色い花粉を頭から浴びたらそれからずっと花粉症」などと，増える一方です。

　スギ花粉症は花粉とディーゼルエンジンの排気ガスのススを一緒に吸い込むと抗体を作りやすくなることがわかりました。

　食べ物による蕁麻疹は，食品添加物で体質が変わるからだという医師もいます。難治性慢性蕁麻疹の患者さんたちに添加物なしの食事を2か月続けてもらったら，半分が治ったという報告がありました。

　戦後アレルギー体質の人は3％でした。今は全人口の半数以上が何らかのアレルギーを持っています。70年で日本人の遺伝子が変化して，3％から50％にも増えるはずはないので，外部からの影響は充分考えられます。環境がきれいになり，細菌や寄生虫がいなくなったからという学者もいますが，確証はありません。

　一度免疫系にインプットされると消去されることはほとんどなく，毎年繰り返されることになってしまいます。90歳でもアトピー性皮膚炎で痒がっている患者さんがいますから，免疫系が忘れてくれるのは100歳くらいにならないとだめのようです。

● **食物アレルギーには知恵を絞った工夫が必要** ●●

　動物は様々な食品を食べて，そこから栄養を摂取して体を成長させエネルギーを作り出して生活しています。人間ももちろん毎日食事をしないと生きられません。毎日食べている食べ物も異物なのになぜ，抗体を作って溶かしてしまわないのでしょう。

2-4 アレルゲン一覧表（アレルギーの原因になる抗原）

	イネ科植物	ヨモギ	樹木	ペカン	オーレオバシジウム	家兎上皮
吸入性アレルゲン	カモガヤ	カナムグラ	スギ	クワ（属）	フォーマ	豚上皮
	ハルガヤ	アキノキリンソウ	ヒノキ	ダニ	エピコッカム	ニワトリ羽毛
	ギョウギシバ	タンポポ（属）	ハンノキ（属）	ヤケヒョウヒダニ	トリコデルマ	ハトのふん
	オオアワガエリ	ブタクサモドキ	シラカンバ（属）	コナヒョウヒダニ	カーブラリア	ガチョウ羽毛
	ヒロハウシノケグサ	ニセブタクサ	コナラ（属）	アシブトコナダニ	動物	アヒル羽毛
	ホソムギ	オオブタクサ	カエデ（属）	サヤアシニクダニ	ネコ皮屑	室内塵
	アシ	ニガヨモギ	ハシバミ（属）	ケナガコナダニ	イヌ皮屑	ハウスダスト1
	ナガハグサ	フランスギク	ブナ（属）	真菌（カビ）	イヌ上皮	ハウスダスト2
	コヌカグサ（属）	ヘラオオバコ	ビャクシン（属）	カンジダ	セキセイインコのふん	職業性
	セイバンモロコシ	シロザ	ニレ（属）	アルテルナリア	セキセイインコ羽毛	オオバコ種子
	コスズメノチャヒキ	オカヒジキ（属）	オリーブ	アスペルギルス	セキセイインコ血清蛋白	絹
	ライ麦	オナモミ（属）	クルミ（属）	ペニシリウム	モルモット上皮	イソシアネートTDI
	シラゲガヤ	アオゲイトウ	カエデバスズカケノキ	クラドスポリウム	ハムスター上皮	イソシアネートMDI
	オート麦	ハマアカザ（属）	ヤナギ（属）	ムコール	ラット	イソシアネートHDI
	小麦（属）	イソホウキ	ハコヤナギ（属）	ボトリチス	マウス	エチレンオキサイド
	オオスズメノテッポウ	ヒメスイバ	トネリコ（属）	ヘルミントスポリウム	ウマ皮屑	無水フタル酸
	スズメノヒエ（属）	ヒカゲミズ（属）	マツ（属）	フザリウム	ウシ皮屑	
	雑草	イラクサ（属）	ユーカリ（属）	ステムフィリウム	ヤギ上皮	
	ブタクサ		アカシア（属）	リゾプス	羊上皮	

	卵	魚介類	米	ブラジルナッツ	パセリ		寄生虫
動・植物性アレルゲン	卵白	サバ	ソバ	アーモンド	メロン	その他	アニサキス
	卵黄	アジ	ライ麦	ココナッツ	マンゴー		カイチュウ
	牛乳	イワシ	大麦	果物/野菜	バナナ		ホウチュウ
	ミルク	イカ	オート麦	トマト	洋ナシ		薬物
	α-ラクトアルブミン	タコ	トウモロコシ	ニンジン	モモ		ヒトインスリン
	β-ラクトグロブリン	カニ	キビ	オレンジ	アボガド		昆虫
	カゼイン	エビ	アワ	ジャガイモ	タケノコ		ガ
	チーズ	タラ	ヒエ	サツマイモ	その他		ユスリカ（成虫）
	モールドチーズ	ムラサキイガイ	豆類/ナッツ	イチゴ	ゴマ		ミツバチ
	肉	サケ	大豆	ニンニク	ビール酵母		スズメバチ
	豚肉	マグロ	ピーナッツ	タマネギ	グルテン		アシナガバチ
	牛肉	ロブスター	エンドウ	リンゴ	マスタード		ゴキブリ
	鶏肉	穀類	インゲン	キウイ	麦芽		ヤブカ（属）
	羊肉	小麦	ハシバミ	セロリ	カカオ		ユスリカ（属）

資料：『アレルギー検査項目について』，カビファルマシアダイアグノスティックス株式会社より抜粋

2-5 日本人の食物アレルゲン

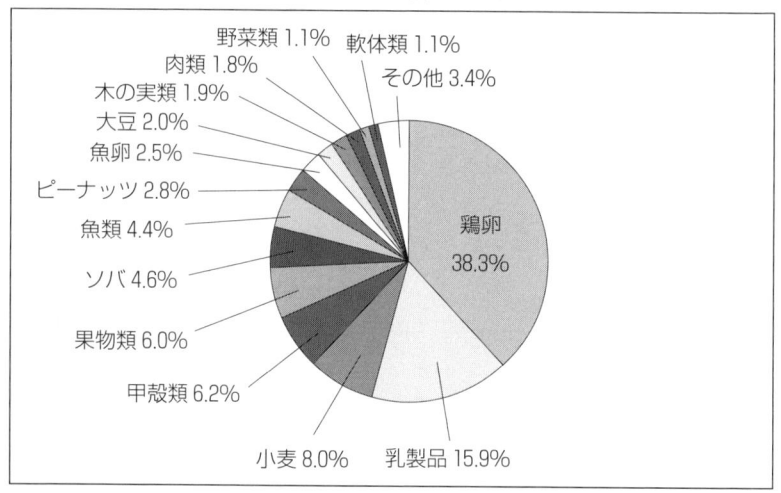

野菜類 1.1%
軟体類 1.1%
肉類 1.8%
その他 3.4%
木の実類 1.9%
大豆 2.0%
魚卵 2.5%
ピーナッツ 2.8%
魚類 4.4%
ソバ 4.6%
果物類 6.0%
甲殻類 6.2%
小麦 8.0%
乳製品 15.9%
鶏卵 38.3%

厚生省食物アレルギー対策検討委員会平成11年度報告より作成

　食物アレルギーの原因物質は，タンパク質です。腸管でタンパク質を消化分解して分子量6,000以下にまで小さくすると免疫系が抗体を作りません。

　もう一つ，腸管粘膜にある免疫グロブリンIgEが未消化アレルゲンに対する抗体を作りブロックします。

　最後にサプレッサーＴ細胞が経口トレランス（免疫寛容）を成立させます。食べものが入らないと困るので，大目にみるよう総理大臣指令が出ていると考えてください。

　1歳前の，消化管が未熟な乳児に，早くから離乳食でタンパク質を与えるとアレルギーを起こしやすくなるので，卵や魚を1歳過ぎてから与えるように推奨されていましたが，かえって早く食べさせる方が良いということになったりと試行錯誤が続いています。

　イクラは消化がいいと思われていて，1歳前の離乳食に使うママが多いのですが，これはイクラアレルギーになりやすいので，離乳食には厳禁です。ご注意ください！

2-6 食物アレルギーで食べられない食品と代替食品

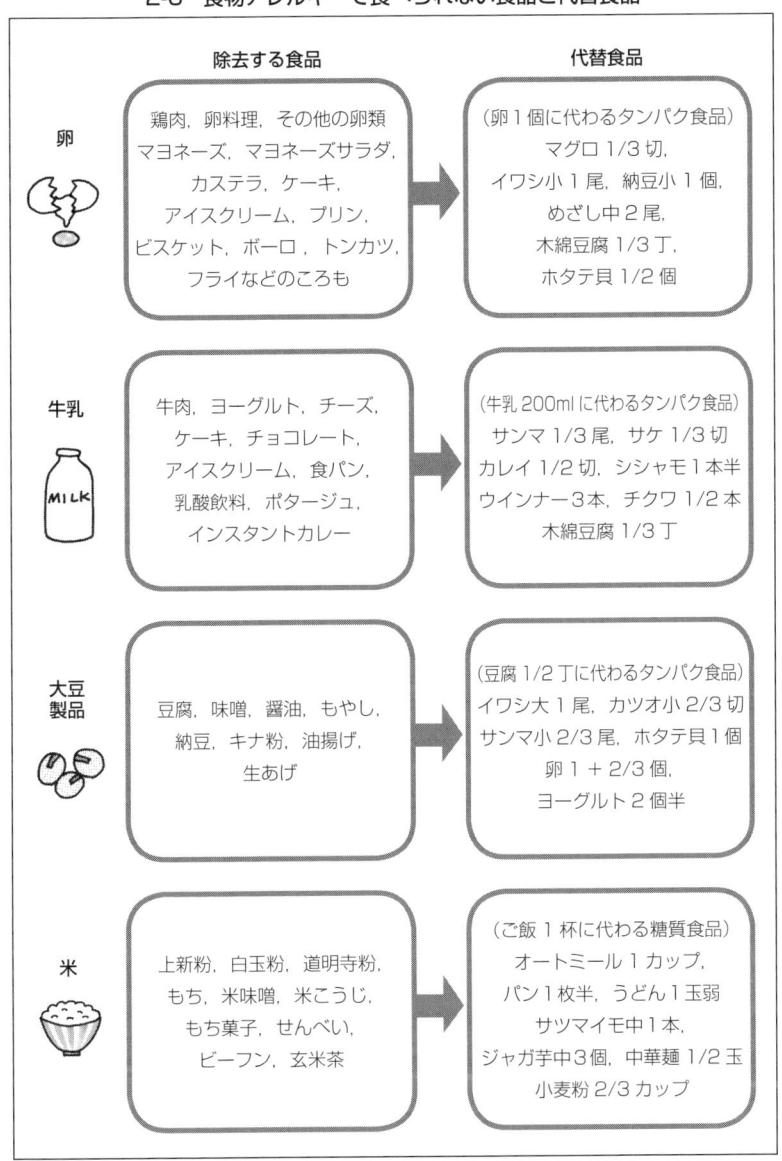

	除去する食品	代替食品
卵	鶏肉, 卵料理, その他の卵類, マヨネーズ, マヨネーズサラダ, カステラ, ケーキ, アイスクリーム, プリン, ビスケット, ボーロ, トンカツ, フライなどのころも	(卵1個に代わるタンパク食品) マグロ1/3切, イワシ小1尾, 納豆小1個, めざし中2尾, 木綿豆腐1/3丁, ホタテ貝1/2個
牛乳	牛肉, ヨーグルト, チーズ, ケーキ, チョコレート, アイスクリーム, 食パン, 乳酸飲料, ポタージュ, インスタントカレー	(牛乳200mlに代わるタンパク食品) サンマ1/3尾, サケ1/3切, カレイ1/2切, シシャモ1本半, ウインナー3本, チクワ1/2本, 木綿豆腐1/3丁
大豆製品	豆腐, 味噌, 醤油, もやし, 納豆, キナ粉, 油揚げ, 生あげ	(豆腐1/2丁に代わるタンパク食品) イワシ大1尾, カツオ小2/3切, サンマ2/3尾, ホタテ貝1個, 卵1+2/3個, ヨーグルト2個半
米	上新粉, 白玉粉, 道明寺粉, もち, 米味噌, 米こうじ, もち菓子, せんべい, ビーフン, 玄米茶	(ご飯1杯に代わる糖質食品) オートミール1カップ, パン1枚半, うどん1玉弱, サツマイモ中1本, ジャガ芋中3個, 中華麺1/2玉, 小麦粉2/3カップ

資料：『食物アレルギーの手びき』, 南江堂 (2006) より抜粋

小児の場合，消化管が発達してくればだんだん治ることが多いのですが，小学校，中学校まで引きずると，給食が食べられなくてとてもたいへんです。お母さんは給食メニューを聞いて，代替食品でお弁当を作り，学校ではそれを給食のお皿に移してみんなと一緒に食べる工夫をします。小さいうちは友達と同じものを食べられないと悲しいものですし，いじめにあうこともあります。成長の段階では栄養素の欠如で様々な発達障害も起こりうるので，極めて注意が必要です。

　スギ花粉症で経験されているように，花粉が飛ばなくなればウソのように症状はおさまります。アレルギーは原因抗原が体に入らなければ起こりません。食物アレルギーも同じですが食べなければ栄養が偏りますので，期間を区切って食べないようにします。

　大人では3年くらいアレルギー原因食物を除去する場合がありますが，小児は3か月で徐々に食べさせて大丈夫になったかを確かめます。あまり長く除去して成長障害を起こすと大変だからです。除去している間は，代替食品でできるだけ栄養が偏らないように工夫します。

　学校給食を実施している10,190カ所で，76％の生徒がなんらかの食物アレルギーを持っていると回答がありました。学校の先生も苦労します。

● アレルギーマーチとアウトグロー ●●

乳児期からのアレルギーは

2-7　アレルギーマーチ

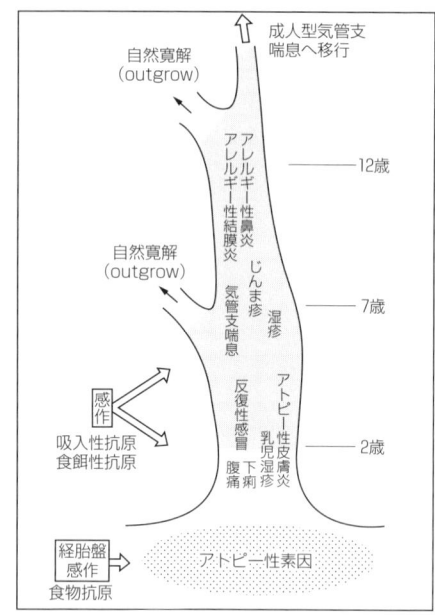

資料：『食物アレルギーの手びき』南江堂（2006）より抜粋

2-8 アウトグロー（outgrow）とは？

- アウトグローとは加齢にともなって病気が寛解すること
- 食物アレルギーでは，消化機能が発達する2〜3歳ごろからみられるようになる
   アウトグローしやすい食物——鶏卵，牛乳，大豆，小麦，米など
   アウトグローしにくい食物——ナッツ類，魚類，甲殻類など

年とともに，治ってくることが多いのですが，それが治らず，アトピー性皮膚炎，喘息などを交互に発症していくのをアレルギーマーチと呼びます。

血液中で起こっているアレルギー反応は同一なのでありうることですが，なぜ，喘息が治まったと安心しているとアトピー性皮膚炎に移行するのかわかりません。ハウスダストアレルギーで，喘息，皮膚炎，蕁麻疹，鼻炎すべてになってしまう人もいるのですがそれはとても気の毒です。

それとは逆に，いつの間にか治ってしまうのをアウトグローといいますが，これも喘息患者が水泳をして治ったからといって，全部のアレルギー患者さんに当てはまるわけでもなく，まだまだ医学で解明できないことだらけです。

● ラテックスアレルギーとは ●●

ラテックスとはゴムのことです。ゴムはゴムの木を傷つけてそこから出る樹液を集めて作ります。食べるわけではないのですが，ラテックスは水溶性タンパクが抗原になりますので，ゴム手袋をすると，手の汗に溶けて体内に吸収されます。

一番問題なのは医療用ゴム製品です。ラテックスアレルギーの人が入院して，体の中にゴムのチューブを差し込まれたらショックになることがあります。ゴム手袋をした医師に手術をされても大問題です。ラテックス抗原は手袋の粉について手術室を飛び回るというから厄介

2-9 ラテックスフルーツ症候群

- 原料樹皮のタンパク（植物防衛タンパクが抗原となる）がすべての植物にあり，ラテックスアレルギーの人は果物にも反応
  アボガド，バナナ，パパイア，マンゴー，イチジク，メロン，パッションフルーツ，クリ，キウイ，パイナップル，洋ナシ，モモ，リンゴ，トマト，ジャガイモ

Attention
遺伝子組み換え作物は植物防衛タンパクを増やす！

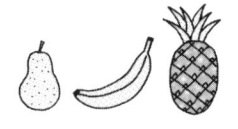

です。

病院ではチューブなどはビニールに取り替えていますが，手袋だけはビニールでは伸縮性がなくて，手術がうまくいかないそうで，代替品が見つかりません。

患者さんにも重大問題ですが，ラテックスアレルギーの人は医師や看護師にはなれません。私は医師を目指していた有能な高校生が涙をのんで諦めるのを見守ったことがありました。

ラテックスの樹皮タンパクは植物防衛タンパクといい，害虫から植物を守るために分泌されているものです。ですからすべての植物が共通に持っているので，ラテックスアレルギーの人は果物にもアレルギーになることが多いです。

アボガド，バナナ，パパイア，マンゴー，メロン，キウイ，モモ，クリなどいつも食べているので気が付きませんが，唇が腫れたりしたら一度，血液でアレルゲンを調べてもらってください。

● アレルギーの過剰反応がアナフィラキシー ●●

アレルギーとは，鼻の粘膜，皮膚，気管支のように，ひとつの臓器が反応するものですが，アナフィラキシーは複数の臓器が反応し，血管が拡張して血圧が下がり，対応が遅れると死に至るものです。気道も腫れ上がり息もできません。

2-10 食物依存性運動誘発アナフィラキシー

食品	%	食品	%
小麦	57 %	ソバ	2 %
エビ	18 %	魚類	1 %
イカ	5 %	その他 食後2時間以内の激しい運動で起こることも…	10 %
カニ	3 %		
ブドウ	2 %	**Attention** 疲労，風邪，睡眠不足，消炎鎮痛剤服用も関与 アレルギー体質の人は特に注意！	
ナッツ	2 %		

　ハチに刺されてアナフィラキシーショックになるのは有名ですが，ラテックスもショックになります。食物アレルギーではソバが危ないので気をつけてください。旅行中，旅館で出されたソバガラ枕に寝て死んだ子どもがいました。外国ではピーナツアナフィラキシーが有名です。

　ハチは1回目に刺されたときは大丈夫ですが，毒に感作されて2回目に刺されるとアナフィラキシーショックになります。林業に携わる人は，エピネフィリン注射（エピペン）を持ち歩き，刺されたらすぐ，自分で注射してショックを防いでいます。食物アレルギーでも同じことになるかもしれません。とにかく自分の体質を知って，周りの人にも知らせ，アレルギー体質であると書いたカードや注射器を持ち歩いて自ら命を守ることです。

　食後2時間以内に激しい運動をしてもアナフィラキシーを起こすことがあります。学校では午後の体育や，部活の時間を考えなくてはな

アレルギーは血液の病気？　155

らなくなってきました。

　アレルギー物質に暴露され続けていると反応は年々強くなりますから，まずアレルギーを疑ったらIgE抗体とあやしい抗原を調べてもらってください．全部一致するわけではありませんが，生活上かなり指標になり役に立ちます．

> **アレルギー ● ひとくちメモ**
>
> 　パン屋さんでアルバイトをしたら，全身アトピーになり，検査で，小麦はもちろん，米，トウモロコシ，大豆，ジャガイモまでアレルギー反応が出てしまった女子学生．
>
> 　チョコレートが大好きだけど，1個食べるとかならず鼻血が出る当院受付の女の子はカカオが強陽性．
>
> 　ビール酵母が陽性で，ビールが飲めなくては商売にならないと困ってしまったバーのママさん．
>
> 　ペットの猫のふけが陽性になったけど，子どもが猫と別れられないというので悩んでいるアトピーのお父さん．
>
> 　ラテックスアレルギーなどという昔は少なかったアレルギーまで増えてきました．遺伝子組み換え作物は植物防衛タンパクを増やして害虫から作物を守り，農薬を使わないで収穫量を増やそうとするものです．これからラテックスと果物のアレルギーが増えるかもしれません．どこに伏兵がいるかわからないので医師も対応に大変です．

忘れられない患者さん ❸

ストレスで難治性蕁麻疹(じんましん)

　Nさんは67歳の女性。軽い糖尿病で通院しています。子どもたちはそれぞれ独立して，ご主人と2人暮らし。デパートの催事のときに，着物の着付けのアドバイスをする仕事で全国を飛び回っていました。

　ご主人は定年後，すこしビルの管理人をやっていましたが，辞めてからは家にいるので，Nさんが出かけるときは，たくさん料理を冷蔵庫に入れて，数日家を空けていました。

　「最近主人がボケてきたので泊りがけはできなくなった」と言っているうちに，「3か月前の家族旅行を全く覚えていない」とかなりショックを隠せない顔でやってきました。

　ご主人も診療所の患者さんで，血小板が異常に増える血小板増多症です。血小板は血液を固まらせる役目なので，多くなると血が固まりやすくなります。脳のMR（MRI＋MRA）を撮ったら，小さな梗塞がたくさん見つかり，そのせいで物忘れすることがわかりました。特異体質で薬が使えないので，経過を見るしかありませんでしたが，重症の病態には発展しないので私は何もせず見守っていました。

　Nさんは「若いころ，私の母を狭い公団住宅に引き取ったとき，主人は嫌な顔一つせず面倒を見てくれたので恩返しをしなくては」と，仕事も辞めて笑顔を絶やさず介護していました。買い物から帰ると，ご主人がタンスを一生懸命にひっくり返していたり，ガスの火をつけっぱなしにしていたりするようになり，そのたびに「心臓が止まるかと思った」というほどになりました。

　Nさんはあるときから，体中に蕁麻疹が出るようになり，診療所の薬や注射でもまったく引っ込まなくなりました。仕方なく病院の皮膚科に紹介したら，強いステロイドホルモン薬を出され，血糖があっという間に跳ね上がってしまいました。

ステロイドホルモンは，体が危機に瀕したときに副腎から出てくるホルモンです。リウマチの人の痛みを取り去ったり，アトピーの湿疹を跡形もなく消したり，もちろん，蕁麻疹にもよく効きます。しかし両刃の剣で，副作用も尋常ではありません。胃潰瘍，糖尿病，骨粗鬆症，ムーンフェイス（満月様顔貌），その他，長期に使うと副腎も怠けて，ショックのときに出なくて死んでしまいます。

　花粉症に1本の注射で1シーズン大丈夫というのは非常に高単位のステロイドホルモンです。楽な治療法ですが何十年も続けていると副作用はすごいと思います。

　Nさんは副作用が出てステロイドが使えなくなったので，蕁麻疹に対しては弱い薬で我慢しながらずっと苦しんでいました。糖尿病のほうは必死でダイエットや運動に取り組んで，なんとかインスリン注射を免れました。

　2008年秋，ご主人は急に体中がむくんで，入院しました。心配していた血小板ではなく，どこかのがんではないかとの診断でしたが，原因不明のまま3か月でこの世を去りました。もちろんNさんは毎日病院に付き添い，娘さん共々心をこめて看病したのは言うまでもありません。

　やっと落ち着いたころ，診療所に血糖の検査に来たときは，蕁麻疹は跡形もなく消えていました。どんなに笑顔で受け止めていても，若いときはしっかりしていたご主人の物忘れがどんどんひどくなってくるのを見るのは，悲しくて大変なストレスだったのでしょう。

　ストレスによる病気には，うつ病そのほか心に病気が出る場合と，体が反応する心身症があります。自律神経系，内分泌系，免疫系は複雑に絡み合っているので，体の症状として出てくることがあるのです。

　心身症の場合は体の病態が前面に出るので，内科にやってきます。患者さんは純然たる体の病気のときもありますが，心身症であったら，Nさんのように，薬だけでは治りません。内科医は常に背景に何か悩みはないかと気を配る必要があるのです。

　ストレスは上手に逃れることができる場合と，難しい場合があります。Nさんは泊りがけの仕事が，とてもストレス発散になっていたようでした。ひとりになったらまた別のストレスがやってくるかもしれません。私は「体が動く間は仕事をするといいですよ」と勧めています。

IV

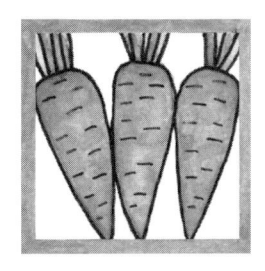

アンチエイジングはみんなの夢

1 アンチエイジング医学を勉強して若さを保とう

　不老長寿は昔から人々の夢でした．一般庶民は日々の暮らしに精一杯で，それどころではありませんでしたが，王侯貴族はその研究にたくさんのお金をつぎ込んだと伝わっています．

　ヨーロッパでは，王様たちが錬金術と不老長寿の薬の発明に躍起になって，結局成果は上がらなかったものの，近代化学の発展に繋がりました．

　永遠の命を求めた中国秦の始皇帝も有名です．ところが始皇帝はかえって得体のしれない薬を飲んで，命を縮めてしまったといわれています．

　人類の平均寿命はどんどん伸びて，医学でもその解明が進んできて，何が寿命を規定し，何がブレーキをかけるのかなどがわかり始めています．千年も万年も生きるのは無理だとしても，人間の最高寿命の120歳まで，元気で生きられるようにという挑戦が始まりました．それがアンチエイジング（抗加齢）医学です．

● アンチエイジングの歴史は浅い ●●

　日本人は老いをそのまま受け止める国民です．女性の閉経後の更年期障害も年だからと我慢してきました．ところがアメリカは苦しみ

を和らげられるものなら積極的に治療してもらいたいという国民性です。そのようなお国柄のためか，抗加齢医学研究もアメリカから始まっています。

1993年に10名の学会員からスタートした米国抗加齢医学会は，2004年には13,000名の会員数になり，世界50カ国に広まりました。日本も2001年に仲間入りしています。

抗加齢医学は老年医学とは違います。老年医学はお年寄りを対象にした医学で，簡単にいえば，小児科に対応します。お年寄りの実態，なりやすい病気の解明や，その治療が主な分野です。

ところが抗加齢医学は加齢や老化を病気と見立て，実態解明の研究から，積極的に早期予防介入して老いを退け，元気な人生を送りましょうという分野です。

歴史が浅いので，研究の進んでいない部分もありますが，いままでの医学からみて，なるほどという内容も多くあります。そして，生活習慣病やがんの予防にも全く反しないこともわかってきました。それではアンチエイジングの世界に足を踏み入れてみましょう。

● 寿命の「老化プログラム仮説」と「誤り蓄積仮説」●●

寿命は遺伝でプログラムされていて，長生き，短命の運命が決まっているというのが「老化プログラム仮説」です。

確かに長生きの家系は目立ち，皆に羨ましがられます。細胞内染色体の末端部分にある「テロメア」は細胞分裂のたびに短くなり，なくなったときに細胞は死んでしまいます。長寿の人のテロメアは長いので，この説を支持する人は多いのですが，細胞の寿命が全体の老化を規定しているという根拠がまだ見つかっていないので，この説のみでは説明がつきません。

「誤り蓄積仮説」は，遺伝子や生体を構成しているタンパク質などに少しずつ修復不可能な傷ができて，老化や病気を引き起こすという

1-1　アンチエイジング仮説

「酸化ストレス仮説」　ダンネル・ハーマン教授　1953年
　　●タンパク質，脂質，ＤＮＡなどが酸化されて老化が始まるとする説。

「メタボエイジング仮説」　伊藤裕教授　2007年
　　●1953年，マウスの餌のカロリー制限で寿命延長が発見された。低カロリー食は細胞内ミトコンドリアのエネルギー効率を高め，活性酸素の発生を抑えて老化を遅らせるという説。

説です。がんは遺伝子のDNA塩基の傷がもとで始まるので，この説になりますが，これのみで老化を説明するのも無理があるようです。そこで登場したのが「活性酸素による酸化ストレス説」です。

● 酸素は両刃の剣 ●●

　地球に生活する生き物の大部分は，酸素を取り入れてエネルギーを作って動いていることは前に述べました。呼吸によって酸素を取り入れていますが，人間など，たった3分も息ができなかったら脳細胞が死んでしまいますから，酸素は命綱です。人が倒れて息をしなかったら人工呼吸で必死に酸素を送り込みますね。

　呼吸で体内に入った酸素は最後に水になって排泄されるのですが，2～3％は活性酸素になるということが判明しました。

　活性酸素とは最近よく聞く言葉だと思いますが，どんな悪さをするのかご存知の人は多くないと思います。

　酸素は大気中で3重項酸素の安定した形で存在しています。酸素の周りには電子が飛び回っているのですが1個電子が外れたりすると不安定になるので，周りの原子や分子の電子を取ろうとします。これが体内であると取られたその分子や原子が不安定になり，これが細胞を傷つけるという表現になるのです。

　たとえば，放射線はがんになると恐れられていますが，細胞内で水

1-2 活性酸素とフリーラジカル

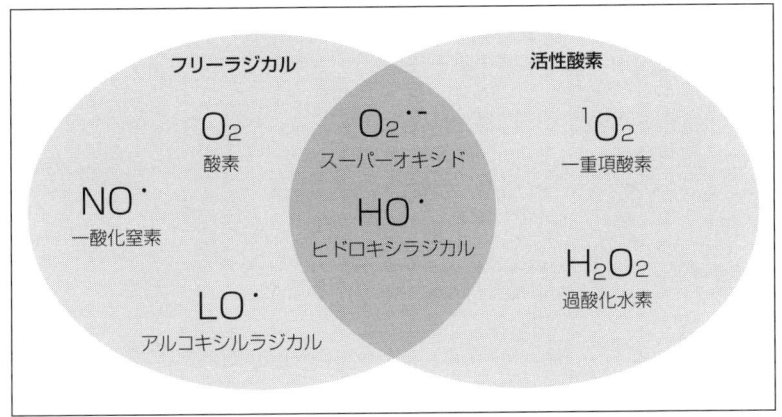

フリーラジカル
- O_2 酸素
- $NO^{\cdot}$ 一酸化窒素
- $LO^{\cdot}$ アルコキシルラジカル

共通（重なり部分）
- $O_2^{\cdot\cdot}$ スーパーオキシド
- $HO^{\cdot}$ ヒドロキシラジカル

活性酸素
- $^1O_2$ 一重項酸素
- H_2O_2 過酸化水素

資料：「エイジングの基礎」内藤裕二，『アンチエイジング医学』吉川敏一編（2006）より引用

の分子を電離させ，フリーラジカルを発生して，DNAを傷つけるとされています。電子が減って不安定になったものを総称してフリーラジカルといっています。

それでは酸素を吸う限り活性酸素が発生してあっという間に死んでしまうことになりますね。ところがうまくできていることに，体内には活性酸素消去物質が存在して，次々発生する活性酸素を消してまわるのです。消去物質をスカベンジャーといいます。実に頼もしい守り神です。

地球上の動物の中で，人は飛びぬけて長い寿命を持っています。体の大きさと寿命はかなり相関しているのですが，馬より小さい人がゾウよりずっと長い寿命なのは，活性酸素消去物質がどの動物より格段にたくさん存在しているからだといわれています。そこで活性酸素と老化の研究が進んできました。

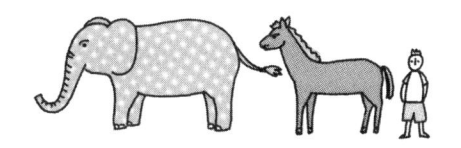

1-3 アンチエイジング医学から見た老化物質と老化を防ぐ抗酸化物質

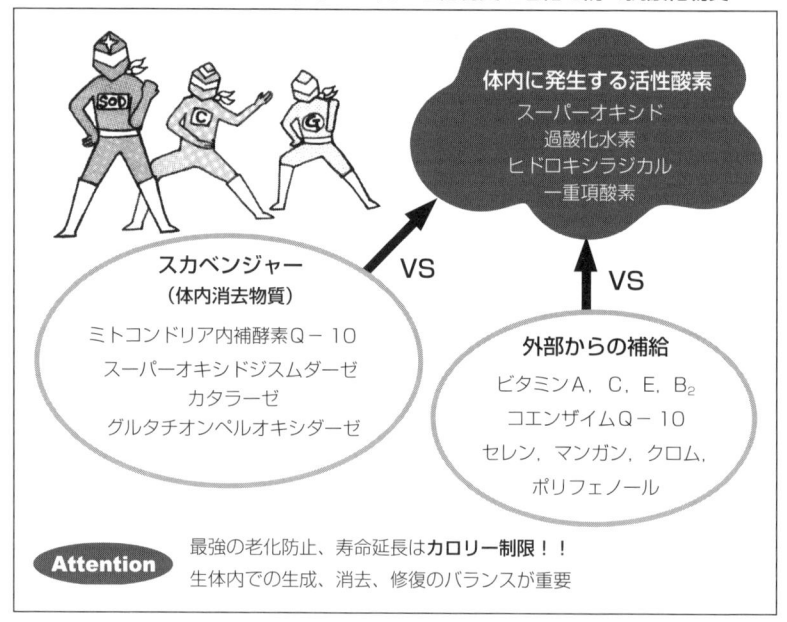

体内に発生する活性酸素
スーパーオキシド
過酸化水素
ヒドロキシラジカル
一重項酸素

スカベンジャー（体内消去物質）
ミトコンドリア内補酵素Q-10
スーパーオキシドジスムダーゼ
カタラーゼ
グルタチオンペルオキシダーゼ

外部からの補給
ビタミンA, C, E, B_2
コエンザイムQ-10
セレン, マンガン, クロム,
ポリフェノール

Attention 最強の老化防止、寿命延長は**カロリー制限！！**
生体内での生成、消去、修復のバランスが重要

● **体を守るスカベンジャー** ●●

　頼もしい消去物質は，スーパーオキシドジスムダーゼ（SOD），カタラーゼ，グルタチオンペルオキシダーゼの3レンジャーがわかっています。

　レンジャーたちが立ち向かう敵の活性酸素は，スーパーオキシド，過酸化水素，ヒドロキシラジカル，一重項酸素の4つです。

　特にヒドロキシラジカルは最も反応性が強く，細胞を傷害するものです。スーパーオキシドはそれほどでもないのですが，ヒドロキシラジカルや活性酸素を作り出すので，発生したら即消去しなくてはなりません。これに立ち向かうのは，スーパーオキシドジスムダーゼ（SOD）です。

　過酸化水素は，消毒にも使うので知名度がありますが，消毒するということは細菌の細胞を傷つけて殺すことです。体内で発生したら，

カタラーゼが消去します。

　グルタチオンペルオキシダーゼは，一番手ごわいヒドロキシラジカルを消去するとともに，カタラーゼの過酸化水素分解にも加勢にいく働き者です。

● スカベンジャーを外から助けるビタミンたち ●●

　ビタミンAは，ヒドロキシラジカルや一重項酸素を消去することがわかっています。

　ビタミンEは，ヒドロキシラジカルや一重項酸素の消去に加えて，生体膜の脂質過酸化防御と細胞の老化を予防するというので，老化防止ビタミンともいわれています。

　ビタミンCは強力な還元性で活性酸素を消去すると共に，抗酸化作用のためにビタミンE自身が酸化されますが，そのビタミンEを再び還元するので，絶対必要なビタミンです。

　ビタミンB_2は一重項酸素を消去するとされています。

　この他，スカベンジャーを作るためにも，外から栄養素を補う必要

1-4　ネットワーク系抗酸化物のダイナミックな相互作用

フリーラジカルを消滅させたあとに相互に再生しあうことが可能

抗酸化力を増強

ビタミンC　ビタミンE　コエンザイムQ10　リポ酸　グルタチオン

資料：「生活習慣とエイジング」市川寛，『アンチエイジング医学』吉川敏一編（2006）より引用

があります。SODは，ミトコンドリアでの合成に，良質のタンパク質とマンガン，細胞質での合成に良質のタンパク質と銅と亜鉛が必要です。

カタラーゼは血液中に多く存在して過酸化水素を消す役目ですが，合成に良質のタンパク質と鉄を必要とします。

グルタチオンペルオキシダーゼは良質タンパク質とセレンで作られます。

● 老化になぜ活性酸素が関係するのか ●●

たしかに活性酸素は体に毒だということがわかりました。でもなぜ老化に関係するのでしょうか？

老化を遅らせる一番効果のある方法は，カロリー制限であるということがわかっています。低体温，低インスリン血症の人も長生きだといわれています。

マウスのえさを少なくすると，食べたいだけ食べさせたマウスに比べ，寿命が長いことがわかりました。マウスは2年近く生きるので，21日しか生きない線虫という虫で実験しました。餌を減らすと，1.5倍〜2倍長生きするそうです。その後，魚，イヌ，サルにおいてもカロリー制限で寿命を延ばすことがわかってきています。

人でも長寿の人は小食であることが多く，貝原益軒の『養生訓』にある「腹8分目」は科学的に正しかったことになりました。

活性酸素で説明すると，カロリーが少ない場合，エネルギー製造工場である細胞内ミトコンドリアでの活性酸素発生が少ないので，体内も酸化ストレスに曝されることが少なくて長生きできるのであろうということです。なぜ入ってくるカロリーが少ないと活性酸素発生が少なくなるのかについては，カロリー制限でミトコンドリアが増えることがわかっており，元気なミトコンドリアが効率よく働くからであろうということです。

慶應義塾大学医学部内科の伊藤裕教授はこれを『メタボエイジング仮説』と命名しました。メタボになるほどの高カロリー食を摂っていると体内の活性酸素が増え，老化が早まるということになります。
　がんになっても低カロリーのほうががんの発育は遅いのです。これも動物実験で確かめられています。でも人はがんになると体力をつけようとなるべく栄養のあるものを摂りますが，逆をやっているかもしれません。
　糖尿病の高血糖はスカベンジャーであるSODを酸化変性させて，働かなくしてしまいます。その結果，ヒドロキシラジカルなどが好き放題に組織を傷害することになります。
　また，高血糖は自動酸化反応を促進させて，悪玉コレステロールであるLDLも酸化します。酸化されたLDLはマクロファージに食べられ，血管壁にこびりつき，動脈硬化を促進することは第Ⅰ章で勉強しましたね。
　研究が進んできた結果，心筋梗塞，脳梗塞も活性酸素が引き金になることがわかっていますし，アルツハイマー，パーキンソン病その他，活性酸素が関与しない病気はないというくらい活性酸素は悪者です。体内に活性酸素が少なければ，病気にもならず若さを保てることになるわけです。

● 活性酸素から身を守るために私たちができること ●●

　人間はなぜ体内に抗酸化物質がたくさんあって動物種の中で寿命が飛びぬけて長いのか？　研究者たちは，人が様々な種類の食材を食べてその中からスカベンジャーになるものをたくさん取りいれているからだと考えています。前に述べたタンパク質，ビタミン，ミネラル，ポリフェノールなどです。
　抗加齢医学を研究している人たちは，活性酸素を消去する物質をしらみつぶしに調べています。世界中に存在する長寿村の食事とか，長

1-5　ポリフェノールとは

- フェノール水酸基を3個以上含む物質の総称
- 植物の光合成で出来る

〈代表的なポリフェノールを含む食品〉

ブドウ：アントシアニン，レスベラトロル
ゴ　マ：ゴマリグナン（セサミン，セサモリン）
お　茶：お茶カテキン
大　豆：イソフラボン
ココア：カカオマスポリフェノール
トマト：リコピン

生きの地方や国の生活習慣も調べたところ，研究成果とよく一致した食事や生活習慣であることがわかったのです。

そしてなんと，それらは生活習慣病予防や，がん予防の15カ条にもよく一致することがわかりました。

ですから私たちがアンチエイジングのためにやるべきことは，とても難しいことではなく，人々が昔からやっていることの中から良いことだけを真似すればいいということです。

日本人は，昔から緑茶をたくさん飲んできました。お茶のカテキンは強力な抗酸化ポリフェノールです。イタリア人はトマトのリコピン，フランス人は赤ワインのポリフェノールというように，自然と体を守ってきたようです。

長寿の地方に共通するのは，豊富な野菜，果物，豆類，海草類，魚介類を摂っていることです。魚介類の中では，とくにDHA（ドコサヘキサエン酸）EPA（エイコサペンタエン酸）の多いn−3系脂肪酸を多く含む北のほうで取れるニシン，サーモンなどをよく食べています。そして少しのワインなどのアルコールやお茶です。

日本は世界一の長寿国ですが，よく見るとこれは日本の和食でOKとなりますね。いまのお年寄りは，昔からの和食に加えて，豊かになったので，魚や肉からの良質なタンパク質の摂取が増えて理想的になったのでしょう。

1-6 脂肪酸の種類

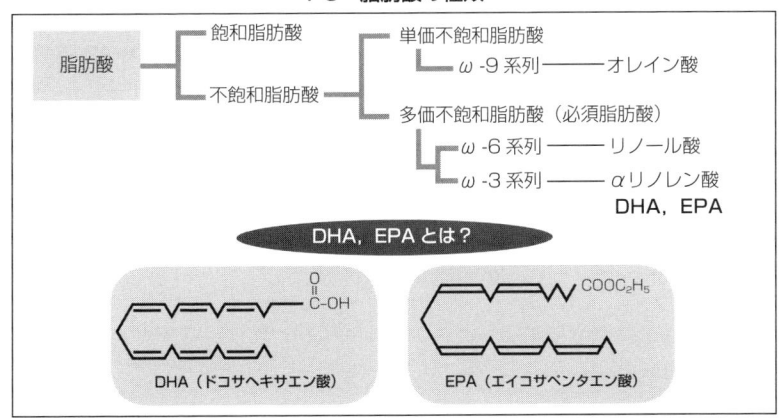

脂肪酸
- 飽和脂肪酸
- 不飽和脂肪酸
  - 単価不飽和脂肪酸
    - ω-9系列 —— オレイン酸
  - 多価不飽和脂肪酸（必須脂肪酸）
    - ω-6系列 —— リノール酸
    - ω-3系列 —— αリノレン酸 DHA, EPA

DHA, EPAとは？

DHA（ドコサヘキサエン酸）
EPA（エイコサペンタエン酸）

　ところが，沖縄は長寿国日本の中でもダントツの長寿県でしたが，男性はあっという間に転落して，2000年に26位に落ちてしまいました。沖縄ショックとか26ショックとかいわれています。女性は古くからの食習慣を守っているようですが，男性はアメリカ基地で働いてアメリカ人と同じ肉食の脂っぽい食事になったのが原因では，といわれています。

　そしていま，日本人全体が沖縄ショックの二の舞をやりそうな乱れ方です。私たちの周りの食事は欧米風。生活習慣もゆとりがなくて睡眠不足，ストレスだらけです。

　子どものときから生活習慣や食習慣を正していくのが理想的ですが，40歳代，50歳代からでも遅くはありません。もしメタボの体型ならカロリー制限をして，スカベンジャーを元気付ける食品を摂りましょう。きっとそこから年を取らなくなるでしょう。

● **活性酸素から身を守る法** ●●
①体内で活性酸素を発生させない
②発生した活性酸素を即消去するレンジャー部隊をいつも元気にする
③活性酸素で傷ついたら早く修復する

1-7 活性酸素消去に役立つ食材

内因性消去物質を作る栄養素を含む食材

① スーパーオキシドジスムターゼ（SOD）：スーパーオキシドを過酸化水素と水に分解
　良質タンパク質────肉，魚，卵，乳製品，大豆
　マンガン────────ピーナツ，レンコン
　銅──────────カキ，アーモンド
　亜鉛─────────カキ，ゴマ

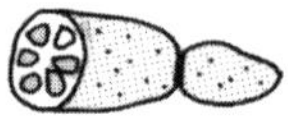

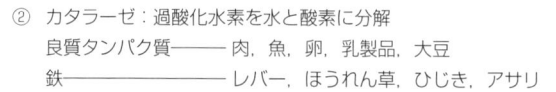

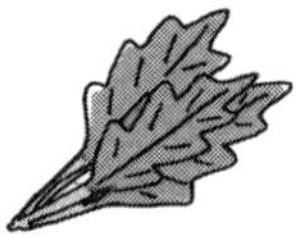

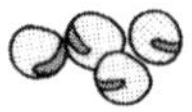

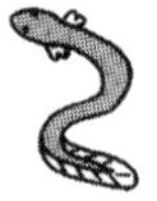

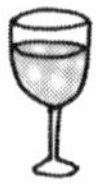

② カタラーゼ：過酸化水素を水と酸素に分解
　良質タンパク質────肉，魚，卵，乳製品，大豆
　鉄──────────レバー，ほうれん草，ひじき，アサリ

③ グルタチオンペルオキシダーゼ：ヒドロキシラジカル消去，過酸化水素分解補助
　良質タンパク質────肉，魚，卵，乳製品，大豆
　セレン─────────大豆，イワシ
　補酵素Q10──────牛肉，イワシ，ほうれん草，ピーナツ

外因性消去物質の栄養素を含む食材

① ビタミンA：ヒドロキシラジカル，一重項酸素消去
　肝油，バター，ウナギ，しそ，ニンジン，唐がらし，牛肝臓，緑黄色野菜

② ビタミンE：ヒドロキシラジカルや一重項酸素による生体膜の脂質過酸化防止
　ウナギ，小麦胚芽，大豆油，アーモンド，トウモロコシ，ゴマ

③ ビタミンC：強力な還元性で，様々な活性酸素を消去，ビタミンEも還元
　レモン，キウイ，イチゴ，柿，その他果物，野菜類，緑茶

④ ビタミンB_2：一重項酸素消去
　生牛肝臓，ウナギ，アーモンド，鶏卵，シソ葉，牛乳，生牛肉，納豆

⑤ ポリフェノール：赤ワイン，ブドウ，ゴマ，トマト，大豆，玉ネギ，ブロッコリー，イチゴ

　人が呼吸する限り活性酸素はかならず発生します。また，紫外線，放射線，大気汚染物質，農薬などが発生を高めますので危険は常に存在すると考えたほうがいいでしょう。

　それでは守ってくれるレンジャー部隊を常に元気良くする食べ物を補うほうがアンチエイジングの早道になりますね。

1-8 水道水による栄養素の損失

食品	水道水に浸した時間	対象ビタミン	水道水での損失割合
キャベツ	15分 30分 60分	ビタミンC ビタミンC ビタミンC	14.7% 23.9% 31.8%
干し椎茸	3時間	ビタミンB_1	31.0%
大豆	15時間	ビタミンB_1	23.2%
小豆	15時間	ビタミンB_1	9.5%
牛レバー	15分	ビタミンB_2	7.4%

＊水道水の残留塩素濃度は 0.55 ppm の場合の消失率
＊大都市の水道水の残留塩素の値は高い。原水が汚いほど，塩素消毒をする。東京，大阪は1～1.5 ppm (mg/L)

資料：『食 Up to Date』金芳堂（2005）より抜粋

　修復機能を高めるには，免疫系に元気になってもらわなくてはなりません。自分でできることは，十分な睡眠，ストレス防止，バランスのとれた食事を摂ることです。

　活性酸素消去に役立つ栄養素は何に含まれているのか，表にまとめましたので参考にしてください。

　アンチエイジングの専門家たちは，いまの野菜などにはビタミンが少ないといっています。ハウスで育てた野菜は，露地ものの野菜に比べてビタミン量は半分との報告もあるそうです。水道水の塩素もビタミンを減らしてしまうそうです。15分水道水に浸した野菜は，ビタミンCが15％も減るというのです。

　エイジングを止めるにはかなりの量のビタミンやミネラルを必要とするので，専門家はサプリメントで補うようにいっています。サプリメントの基本は正しいのですが，金もうけのための怪しげな会社が出しているものもあって，重大な副作用が起こる可能性も否定できません。次の章で問題点を考えたいと思います。

アンチエイジング ● ひとくちメモ

　江戸時代に貝原益軒が『養生訓』を世に出したのは，83歳だったそうです。いまに至るまで語り継がれているロングセラーの書物ですが，本人はしっかり実践して，奥さん共々長生きして，晩年も二人で熊本から京見物に来たりしたそうです。江戸時代に80歳を超えるということは，いまの百寿者と同じくらいです。

　内容は現代のアンチエイジング科学で検証しても正しいことですし，本人が実証済みのすごい本です。

　皆さんも実践して，いつまでも若々しい人生を送ってください。

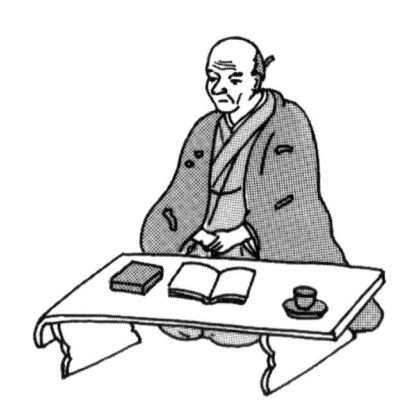

● アンチエイジング医学と対比した養生訓の抜粋 ● ●

人として生きているのならば，健康で長生きすることは誰しも思う最大のものである。健康で長生きする方法を知り実践することは，人生の最も大事なことであるといっても過言でないであろう。健康法をよく考えて実践すれば常に健康で長生きして人生を楽しむことができる。

> **アンチエイジング医学の目標と一致**

自分の体を守り長生きしたいのなら，幼いころより健康を保ち続ける方法を学び実践することが大事である。

> **アンチエイジングを実践するのは若い時からが有効**

食事の量は適度として大食をしない。胃腸に負担をかけるものを食べない。食事は腹八分目で抑え，腹一杯食べない。同じものを食べすぎない。

> **低カロリー食は寿命を延ばすという実験結果と一致。**
> **様々な食品から抗酸化物質を摂るのがいい**

寝ることを好きになるのはよくない。長く寝ると血のめぐりが悪くなり，また食後すぐ寝るのもよくない。睡眠は長い時間はよくない。

> **寝すぎは短命であるという統計に一致**

健康のために適度の運動が必要である。食後の散歩は食べものを消化させ，血行を巡らせるのに良い。

> **現在，糖尿病の食後高血糖防止には食後の運動や歩くことが推奨されている**

肥満になるような生活自体が良くない。

> **メタボリックシンドロームを防止することはアンチエイジングの大前提。**
> **インスリン抵抗性から高インスリン血症，高血糖で寿命が縮まる。**

いつも心を平静にして，怒りや心配事を少なくすることが心の健康法である。怒り・悲しみ・憂い・思いなどは胸にこもりやすいものだから，そういうことにならないよういつも心掛けることが大事である。

ストレスは体内に活性酸素を発生させることがわかっている。ストレス発散必要

強い風を長い間受けたり，寒いところにいたり，暑い場所にとどまったり，湿度の高いところなど，からだに悪い影響を受けることはしばしばあるだろう。健康を保とうと努力していれば，体に受ける悪い影響を少しは防ぐことができるだろう。

精神的ストレスだけでなく，物理的ストレスも活性酸素を発生

適度の運動とはすなわち働くことを意味し，勤勉に働くこと自体健康法である。いつも働くといい。

動脈硬化予防には年を取っても働いたほうがいい

生まれ持っている寿命を延ばす薬は存在しない。しかし適切な食生活によって生まれ持った寿命を保つことは可能である。人の寿命は宇宙の寿命に比べればはるかに短い。その短い寿命を養生の道を行わず寿命を縮める行為をするのは愚かなことだ。個人的には宇宙に寿命はないと思っている。あらゆる宇宙がその存在を変えながら，永遠の昔から存在し，永遠の未来を持っていると思っている。

不老長寿の薬はやはり存在しない。健康を保つには，知識を持って自分で努力

貝原益軒の「人生の三楽」はアンチエイジングの理想でもある
1　いい行いをして自尊心を高めること
2　健康で心配事がないこと
3　長生きして人生を十分に楽しむこと

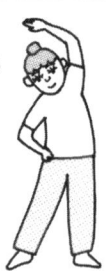

（講談社学術文庫『養生訓』　巻第一の抄録から抜粋）

2 サプリメントは有効か？

　現代ほどサプリメントが一般の人たちに持てはやされている時代はないといってもいいでしょう。栄養補助食品（Dietary Supplement）を，日本ではサプリメントと呼んでいます。
　なぜ現代人はサプリメントを求めるのでしょう。アンチエイジングの知識で必要と認めたからでしょうか？　どうもそうではないようです。現在の食生活があまりにも乱れていて，人々は本能的に不安を感じているのではないでしょうか。不足している栄養素を補って，忙しすぎる日常生活でなんとか体を持たせようと必死なのです。
　患者さんたちに薬を出そうとすると，「このサプリメントと一緒に飲んで大丈夫でしょうか？」と聞いて私を困らせます。
　実にたくさんのカプセルを持っている掃除のおばさんや，「個人輸入したのだけど大丈夫だろうか」と英語の説明書を見せるビジネスマン。主婦が団体旅行に行って中国で買ってきたという得体のしれない箱まで見ることがあります。なぜ私が困るかというと，サプリメントに対する情報がとても少ないからにほかありません。
　患者さんたちは医師の出す薬を拒否できないので，厚生労働省は厳重な縛りをかけています。製薬会社は，動物実験，ボランティアでの治験，患者さんでの二重盲検比較試験（どの薬を飲んでいるかを知ら

2-1 くすりができるまで

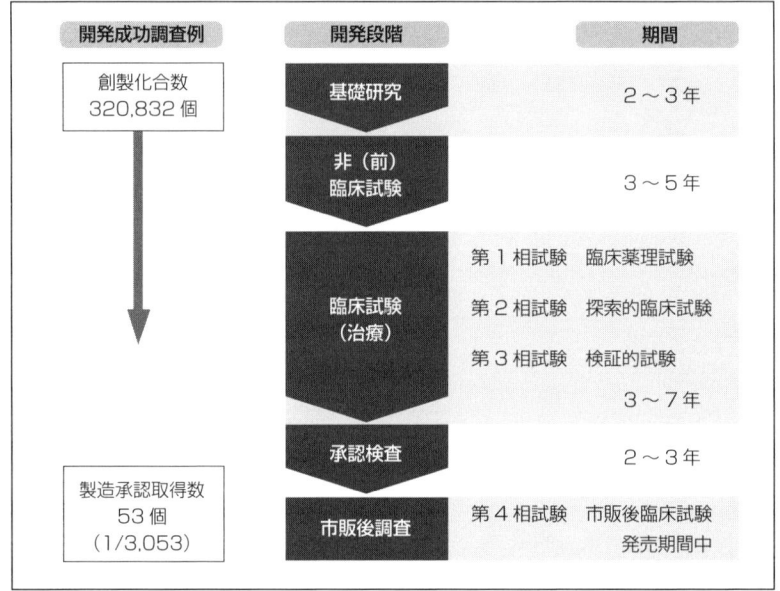

開発成功調査例	開発段階	期間
創製化合物 320,832 個	基礎研究	2～3年
	非（前）臨床試験	3～5年
	臨床試験（治療） 第1相試験 臨床薬理試験／第2相試験 探索的臨床試験／第3相試験 検証的試験	3～7年
	承認検査	2～3年
製造承認取得数 53 個 (1/3,053)	市販後調査 第4相試験 市販後臨床試験	発売期間中

国内17社調査（1992－1996）

せないで効果を見る）など，認可が下りるまでたくさんの試験を行わなくてはなりません。認可が下りてからも臨床治験で副作用チェックなども行わなくてはなりません。ひとつの薬を世に出すためには，平均10～15年，150～200億円（1500億という薬もある）のお金がかかりますが，副作用情報などはしっかり公開されるので，医師たちはそれらを判断基準にしています。

しかし，健康食品，サプリメントは，本人の自己責任で買うので，事故が起きてもよほどのことがない限り国は責任を負いません。厚生労働省が認可している特定保健用食品（トクホ）を獲得するには，効果や副作用のデータを出さなくてはなりませんが，100人以下の成績で認可が下りるので，経費は余りかかりませんし，データの公表もないので医師は知ることができません。一般にいわれている健康食品は法的に規制していないので，健康食品の会社も，お金がかかる大規模

な治験は省いて売っているのが実情です。

　最近はサプリメントがあまりにも氾濫してきたので，薬との飲み合わせなどの情報が出始めましたが，医師も知らない薬をたくさん飲んでいる患者さん達もいて，医師のサプリメントに対する勉強が追いついていません。

　私が患者さんに「なぜそんなに飲むの？」と聞くと，「健康に良いといわれたから」というのです。テレビのコマーシャルも「とても効いて楽になりました」と使用した人のコメントを流していますが，画面の隅のほうに，見えないくらいの字で，「個人の感想です」「効果，効能をうたったものではありません」と書かれているのをどのくらいの人が気づいているでしょうか。世界各国の取り組みも比較しながら，サプリメントについて考えていきましょう。

● **アメリカにおける取り組み** ●●

　アンチエイジングと同様，アメリカはサプリメントに対する関心が強く，一般の人たちに突き上げられるようにして，1994年に法律ができました。DSHEA（Dietary Supplement, Health and Education Act）と呼ばれています。

　この法律は，消費者にサプリメントが健康の保持増進に有用であるという科学的根拠に関連する情報を提供して，消費者自身が病気予防と健康管理対策を可能にするようにしなくてはいけないと明示されています。

　サプリメントの安全性に関しては，国，製造会社，販売会社，消費者がそれぞれ必要な責任を負うのですが，アメリカ国家も安全性と品質管理の責任を負うとされています。

　副作用に関しては，緊急の場合，消費者と食品医薬品局（FDA）とのホットラインができて通報できるシステムがあります。サプリメントに関する事務局（ODS）は，国立衛生研究所（NIH）内に設置さ

れ，サプリメントと疾病予防についての科学的根拠を研究し始めています。

アメリカでは一般の人たちの関心の高さもあって，安全性，副作用，研究と実に積極的に取り組んできています。

● ヨーロッパでの取り組み ● ●

ヨーロッパでは，エジプト，ギリシャ，ローマ時代から，ハーブを薬として使っていたので，サプリメントとしてよりも医薬品扱いの比重が高く，ドイツやイギリスではハーブの扱いを『薬局方』として出版しています。

また，ハーブを食品として安全に扱えるよう，欧州連合（EU）は，2002年に EU 指令を出して，機能性食品の健康表示を制度化して成分表示と栄養表示を義務づけました。

● アジアでの取り組み ● ●

2003年，韓国では「健康機能食品法」を制定しました。アメリカの取り組みに近いものといわれています。

中国では，1996年に「保健食品管理法」ができて，表示を含めた制度を作りました。

● 日本での取り組み ● ●

2001年，「保健機能食品」制度がでました。体調を調節する機能を持つ『保健機能食品』を，『トクホ（特定保健用食品）』と『栄養機能食品』に分け，健康機能を表示できることになりました。生活習慣病予備軍に自ら健康管理のために使うよう促しています。

トクホに認定されると「血圧が気になる方へ」とか「血糖値が高めで気になる方へ」などと表示できます。

認可のためには厚生労働省に，安全評価試験として動物実験での毒

2-2 保健機能を標榜した食品

法的に規定された健康食品
特別用途食品　：病人，乳幼児，妊産婦など，特別な配慮が必要な人に対する食品
特定保健用食品：健康の維持増進に寄与する食品。保健の目的を表示することができる

法的に規制のない健康食品
健康食品
栄養補助食品
機能性食品　など

| Attention | 特定保健用食品（トクホ）は食生活で特定の保健の目的で摂取するものに対して目的が期待できる表示をすることができる／お腹の調子を整える食品／コレステロールが高めの方の食品／血圧が高めの方の食品／ミネラルの吸収を助ける食品／骨の健康が気になる方の食品／虫歯になりにくい食品と歯を丈夫にする食品／血糖値が気になり始めた方の食品／中性脂肪，体脂肪が気になる方の食品 |

性，過剰摂取の影響，有効性のデータを出し，人にも摂取してもらいその効果を確認したデータを提出します。

それでは安心だと思われるかもしれませんが，薬の認可が何千人以上のデータに比べ，百人以下で認可されており，データの公表もないのが気になるところです。しかし，日本での市場は1年間に1兆円を超えるようになり，ウナギ登りなので企業はこぞって参加しています。

● アンチエイジング医学の立場からのサプリメント肯定論 ●●

野菜の生産を考えた場合，昔と比べて過剰な化学肥料や農薬が使われ，季節でなくてもハウス栽培で1年中どんな野菜でも食べられるよう栽培されています。この代償として野菜に含まれる栄養素はとても減って，昔と比べるとビタミンなど半分くらいとの報告もあります。

また15分くらい水道水に漬けておくだけで，水道水の塩素によって15％もビタミンCが失われるのは前に触れたとおりです。

本来なら，必要な栄養素は食品から摂るのが理想です。しかしこのような状況では，しっかり食べても潜在的欠乏症となり，体内の活性

酸素に打ち勝てません。それでは外部から補ったほうが老化阻止に効果的であるというのが，抗加齢医学を研究している専門家たちの考え方です。

　活性酸素消去のスカベンジャーには，良質のアミノ酸が必要です。同志社大学生命科学部アンチエイジングリサーチセンター教授の米井嘉一先生は，1日80gのタンパク質を取ることを推奨しています。通常は70gですからそれより多めです。

　タンパク質は肉を80g食べればそれで済むのではありません。食品中のタンパク質量は，約1/5です。表を見ながら1日の献立を組み立ててみましょう。朝は卵1個，牛乳1杯，チーズ1切，昼は鮭の定食，夜は150gのステーキの合計で，タンパク質量は約80gです。

　若い人はそのくらい毎日食べているかもしれませんが，60歳を過ぎる頃から，肉は1週間に1回とか，魚は半切れとかの人が多くなります。私も若いときはそんな少ない量でよく満足できると思いましたが，自分自身もだんだん少なくてもよくなってきて，80gを毎日摂取するのは難しくなってきました。そのような人はプロテインサプリメントで，とアンチエイジングの専門家たちはいっています。

　本当は，必要なビタミンやミネラル，微量元素などの血中濃度を測り，その人にあった，サプリメントの処方にそって摂取するのが一番

2-3　食品から摂るタンパク質の目安量

食品名	量	タンパク質
牛肉（脂身なし）	100g	20g
豚肉（脂身なし）	100g	20g
鶏肉（ささみ）	100g	23g
卵1個	70g	10g
豆腐1丁	300g	5g
納豆一食分	30g	15g
鮭1切	80g	30g
マグロ1食分	80g	30g
牛乳1パックまたはコップ1杯	210g	6g
チーズ1切	20g	5g

いいことです。しかし，日本の健康保検制度では，病気のための検査しか認めていないので，アンチエイジングドックに入って，測ってもらう以外にありません。

実際，日本鋼管病院（川崎市）では，全国に先駆けて，抗加齢ドックを実施しています。しかしサプリメントを摂っている人の99％は自分の血中濃度を知らないで飲んでいると思います。

ではそういったドックに入れない場合はどうしたらいいでしょう。2004年から栄養情報担当者（NR Nutritional Representative）試験が実施され始めましたので，その人たちに相談するといいかと思います。管理栄養士や薬剤師などが資格をとっています。

もし自分だけで判断しなくてはならないときは，サプリメントの説明書に書いてある推奨量の半分を取ることを私は勧めています。

なぜかというと，絶食の病人ではないので3食ないし2食は食事を食べていて，ある程度の栄養は摂っているわけです。

ビタミンCとかの水溶性ビタミンは，過剰に摂っても尿に出てしまうので過剰症にはなりませんが（ビタミンCは大量に水を飲まないと，尿の飽和濃度を大幅に上回って結晶になり，尿路結石に苦しむことになる），ビタミンA，D，Eなどの脂溶性ビタミンは過剰になると思わぬ副作用が出ることがありますので注意しなくてはならないのです。

おおかたのサプリメント1日量は，上限値の半量くらいに設定されていますが，たまには上限いっぱいが入っているものがみつかります。もし「疲れたから今日はいつもの2倍飲もう」「もっと効くように3倍飲もう」などとなると，過剰症が心配になります。

人間の心理として，ついたくさん飲むと効果も数倍になると思いがちです。アンチエイジング医学は現在，目覚ましく発展している分野ですが，まだ歴史が浅いので慎重に摂取しないと人体実験になることも覚悟しなくてはなりません。

2-4 主なビタミン・ミネラル一覧表

ビタミンの種類	推奨量 上段=男子 下段=女子	上限値 上段=男子 下段=女子	栄養所要量をひとつの食品で摂取する場合の目安		補給を特に心がけたほうがよい人
脂溶性ビタミン A レチノール βカロチン	750μgRE / 600μgRE	3,000μgRE	ウナギのかば焼き1/2串	人参中1/2本	●うす暗い所で物が見えにくい人 ●目の乾きが気になる人 ●妊婦、授乳婦
D カルシフェロール	5μg	50μg	卵3個弱	マグロ赤身の刺身2/3サオ	●骨や歯の悪い人 ●妊婦、授乳婦 ●老年期の人
E α-トコフェロール	8mg	800mg / 700mg	マーガリン50g	ピーナツ80粒	●肩のこる人 ●冷え症の人 ●しもやけになっている人 ●月経不順の人 ●老年期の人
K フィロキノン メナキノン	75μg / 65μg	30mg	糸ひき納豆1/3食	ほうれん草4/5束	●内出血しやすい人 ●抗生物質を飲んでいる人 ●授乳婦
水溶性ビタミン B1 チアミン	1.4mg / 1.1mg	−	豚ヒレ120g	ウナギのかば焼き2串	●スポーツをして体が疲れている人 ●仕事で激務が続いている人 ●オペレーターなど、目を酷使している人 ●肩こりや腰痛の人
B2 リボフラビン	1.6mg / 1.2mg	−	卵3〜4個	糸ひき納豆1食半	●肌があれている人 ●口内炎ができている人 ●口の周りに炎症が起きている人
B6 ピリドキシン	1.4mg / 1.2mg	100mg	イワシ大2匹	バナナ3本	●肌があれている人 ●口内炎ができている人
B12 コバラミン	2.4μg	−	豚レバー、9.5g	カキ1コ	●貧血ぎみの人 ●妊婦、授乳婦 ●野菜だけの食事に偏りがちな人
ナイアシン ニコチン酸	15mgNE / 12mgNE	30mg	ピーナツ80粒	タラコ1/3腹	●肌あれが気になる人 ●お酒をよく飲む人 ●激しい労働をする人
パントテン酸	6mg / 5mg	−	ピーナツ300粒	卵7個	●妊婦、授乳婦
葉酸 プテロイルグルタミン酸	240μg	1mg	大豆2/3カップ	ほうれん草1/2束	●野菜ぎらいの人 ●お酒をよく飲む人 ●貧血ぎみの人 ●妊娠初期の女性
ビオチン	45μg	−	カリフラワー2/3個	大豆1/3カップ	●生卵を毎日たくさん食べる人（卵白にアンチビオチン）
C アスコルビン酸	100mg	−	柿2/3	レモン中1個	●しみ、そばかすが気になる人 ●スポーツで体が疲れている人 ●仕事で激務が続いている人 ●歯茎から血の出やすい人 ●妊婦、授乳婦

ミネラルの種類	推奨量 上段=男子 下段=女子	上限値 上段=男子 下段=女子	栄養所要量をひとつの食品で摂取する場合の目安		補給を特に心がけたほうがよい人
Ca カルシウム	650mg 600mg	2,300mg	牛乳600ml	めざし13匹	●虚弱体質の人 ●妊婦、授乳婦 ●老年期の人 ●骨や歯の弱い人
Fe 鉄	7.5mg 10.5mg (月経あり)	55mg 40mg	牛レバー200g	干しひじき 小さじ4杯	●痔による出血のある人 ●胃潰瘍などで胃の手術をした人 ●月経のある女性 ●長期下痢をした人
P リン	1,050mg 900mg	3,500mg	しらす干し 1.8カップ	プロセスチーズ 100g	●魚や肉などの動物性食品をあまり食べない人
Mg マグネシウム	370mg 280mg	350mg	干しひじき大さじ10杯	大豆 1カップ半	●激しい労働をする人 ●お酒を多量に飲む人 ●老年期の人 ●妊婦
K カリウム	2,000mg 1,600mg	－	ゆであずき 3カップ	バナナ4本	●長期下痢をした人 ●利尿薬をのんでいる人 ●授乳婦
Cu 銅	0.8mg 0.7mg	10mg	かき2個半	アーモンド 35粒	●長期の下痢をした人 ●乳児
I ヨウ素	150μg	3,000μg	わかめ2g	ぶり1切れ	●魚介類、海藻をあまり食べない人
Mn マンガン	4.0mg 3.5mg	11mg	ピーナツ25粒	れんこん2.5節	●胃潰瘍などで胃の手術をした人
Se セレン	35μg 25μg	450μg 350μg	大豆3カップ	イワシ1匹	●加工食品を多く食べる人
Zn 亜鉛	9mg 7mg	30mg	かき2個	ゴマ大さじ20杯	●長期の下痢をした人 ●妊婦、授乳婦
Cr クロム	40μg 30μg	－	バナナ6本	じゃがいも3個	●加工食品を多く食べる人
Mo モリブデン	25μg 20μg	320μg 250μg	ホウレン草 1/5束	豆腐1/3丁	●加工食品を多く食べる人

＊男女ともに30歳～49歳の数値を示したもので、使用期限は2005年4月から2010年3月までの5年間です。5年ごとに改訂されています。年齢が上がるとこの数値よりも少ない値になると考えて参考にしてください。

資料：2005年日本人の食事摂取基準より引用

● 死亡事故などからみたサプリメント否定論 ●●

　筑波大学名誉教授の内藤裕史先生は，長年『中毒学』を研究してこられて，サプリメントの健康被害も調査しています。

　天然だから安心と思って服用し副作用が出たもの，大量に摂ってひどい目にあったもの，健康食品でも安心できないこと，トクホも油断はできないし，まして表示通りに入っていない場合や，表示以外のものが混入していて命の危険があった事例などを紹介しています。

　2007年，東京都医師会は，内藤先生が「抗加齢医学会雑誌」に掲載した『健康食品による健康被害』を別冊にして，医師会員に配りました。2007年に行われた東京都福祉保健局の調査によると，東京都の開業医の80％以上が，サプリメントについてよく知らないといっているので，医師にも関心を持って勉強してもらうように促したものです。

　日本でも制度はだんだんできてきましたが，アメリカにはまだ追いついていませんから，サプリメントを飲む人は，自分の体を自分で守らなくてはなりませんね。

　サプリメントを飲もうと思ったら，ビタミン13種類（ビタミンKは薬との兼ね合いや，血液凝固に影響するのでサプリメントとしては売られていない）ミネラル12種類の働きと，推奨量，上限値の表をながめ，内藤裕史先生が集められた健康被害の事例もよく読んで参考にしてください。

　なお，関節に効くとされるヒアルロン酸，グルコサミン，コンドロイチンに関しては，はっきりしたデータがありません。特にヒアルロン酸は消化酵素のアミラーゼで分解されるので，経口では無効といわれています。医師に関節内注射で補ってもらってください。

　ミネラルについては，日本人が通常の食事をしている限り，カルシウム以外あまり欠乏はないようです。症状が出てから補っても問題はないのではないかと思います。

2-5　健康食品による健康被害例（抜粋）

● **天然自然のものを安全と思うのは間違い**

ウコン
健康食品や民間薬の薬剤性肝障害の1/4を占める。肝硬変の女性が肝臓薬として粉末ウコンを毎日スプーン1杯飲んで、2週間後に入院、3か月後に死亡。

アガリクス
薬剤性肝障害としてウコンの次に多い。50歳代の女性が3か月服用して黄疸。中止28日で肝機能正常化。

ドクダミ
光線過敏症。60歳代の男性。17年間皮膚科を転々とした。自宅付近で採取したドクダミを乾燥させ、煎じて毎日1リットル飲んでいた。含まれるフェオフォルバイドで光線過敏性皮膚炎。

コンフリー
肝静脈閉塞症をおこす。23歳男性が毎日4～5枚2週間食べ続け、肝静脈閉塞症と診断され、シャント手術を受けたが死亡。有毒アルカロイドを含む。

● **加工品に注意**

カバァ
ミクロネシア、ポリネシアにかけての伝統的飲料。成分のカバァラクトンを製剤化した健康食品で、22歳女性が4か月服用後、黄疸で入院。肝移植を受けたが死亡。

アマメシバ
マレーシアで栄養価の高い野菜とされている。痩せるための健康食品として売られ、40歳代女性が4か月服用で呼吸困難。閉塞性細気管支炎と診断。台湾で278人患者が発生した。8人肺移植、278人の内9人が死亡。

● **大量摂取は危険**

にがり
塩化マグネシウムを含む豆腐の凝固剤。70歳代の男性が、便秘解消に「にがり」を約100ml服用して2時間後に意識障害、心肺停止で死亡。大量のマグネシウムによる心肺停止。

ビタミンC
31歳の男性。吐き気、頭痛で救急外来受診。大量のシュウ酸塩の沈着による急性尿細管壊死。ビタミンC 500mgの錠剤を毎日4～5錠服用、入院前の数日間は10錠飲んでいた。ビタミンCは代謝されてシュウ酸を生じ、尿細管にシュウ酸カルシウムとして沈着する。ちなみにビタミンC 1日必要量は50～100mgまで。

● 体に必須なものでも偏って摂ると危険

トリプトファン
うつ病に効くとアメリカで流行した。神経障害により1年間に36人が死亡。当初は不純物と思われていたが、大量摂取による薬害と判明。昭和電工製。裁判になった。

クロム
必須微量金属だが、オリゴペプチドとの複合体が糖尿病改善、脂肪燃焼と宣伝されて売られている。33歳女性が全身倦怠、発熱、おう吐、腹痛で救急外来受診。ピコリン酸クロムの錠剤を4、5か月服用したことによる肝不全、腎不全、溶血。

● 体に必須でないものはさらに危険

ゲルマニウム
毒性のため欧米では食品として流通禁止の重金属。日本では流通している。健康増進のために母親が女児に2歳半からゲルマニウムを服用させ、歩行不安定、貧血、腎障害で4歳10カ月のとき死亡。40代男性は肝炎に対して有機ゲルマニウムを10日飲んで死亡。もう一人の男性も1か月飲んで死亡。がんに効くと43歳の女性が2か月半飲んで死亡。

● トクホ（特定保健用食品）も油断禁物

カテキン
カテキン濃縮飲料で、米国、カナダで、重篤肝障害。スペイン、フランス1999年以降、13人肝障害になり発売中止。日本では37歳女性がカテキン製剤4か月服用して黄疸。

キトサン
エビやカニの甲羅を処理した動物性繊維で痩せ薬として売られている。女子高生が3か月服用して好酸球性肺炎で呼吸困難。50歳代男性はカテーテル検査で出血。キチン・キトサン製剤が、ビタミンK吸収に必要な胆汁酸と結合してビタミンK欠乏で出血傾向。

● ワーファリンとの併用注意

クロレラ
60歳代男性が、僧帽弁置換術後、安定していた血液凝固能が更新した。毎日飲み始めたクロレラ100mgに納豆10個分のビタミンK 13.6mg含まれていた。50歳代男性は、冠状動脈形成術後、心臓内に血栓を発見して、ワーファリンを服用したが凝固能上昇。「健康食品　緑茶」にクロレラが含まれていた。

クマザサエキス	50歳代女性、突然右下肢に激痛。右大腿動脈塞栓症と診断された。15日前から服用していたクマザサ抽出物の健康食品「ササロン」と海草含有の「アルカロン」から、大量のビタミンKが検出された。
朝鮮人参	47歳の大動脈弁置換術を受けた男性が、人参製剤服用2週間後に急激にプロトロンビン時間短縮（血液凝固の指標）。服用中止で改善。人参の相互作用でワーファリン作用減弱。
クランベリージュース	ワーファリン治療を受けていた70歳代男性は食欲が落ちたのでクランベリージュースばかり飲んで6週間後、消化管と心嚢への出血で死亡。クランベリージュースはワーファリン作用を増強することがわかっている。

● その他、生薬でも被害が起きている。表示以外の鉛、副腎皮質ホルモン、血糖降下薬、下剤などが含まれていたとの危険も報告されている

資料：『アンチ・エイジング医学』内藤裕史，メディカルレビュー社（日本抗加齢医学会雑誌　Vol.3 No.4 2007）より引用

サプリメント ● ひとくちメモ

　ある健康食品会社の創業者は，サプリメントとして錠剤を1日100錠飲んでいると日経ビジネスの記事に書いていました。自分の会社が作っている製品を信じ，率先して飲んでいるのでしょうが，食道に詰まりそうな量です。

　年をとるにつれてビタミン，タンパク質の摂取量は減りますので，補充するのはよいことです。しかしサプリメントとして売っているのはカプセルが多く，材料はゼラチンです。

　狂牛病が騒がれてから，医薬品はカプセルから錠剤に変更してきました。ゼラチンは牛の脂から作るので，狂牛病全頭検査をしている国産牛から作られていれば心配ありませんが，アメリカ牛とかでは原因物質プリオンが紛れ込んでいるかもしれないのです。

　岡山県の林原研究所は植物性ゼラチンの開発に成功しましたが，それが使われているかは医師の私でもわかりません。原材料はゼラチンとしか書いていないのですから。いまの時代，どこに危険が潜んでいるか知るためにはかなりの勉強が必要です。

忘れられない患者さん ❹

究極のアンチエイジング

　Iさんは85歳の女性，敬虔なカトリック信者です．40年ちかく，小学校の養護教諭として勤めました．仕事と神に一生を捧げ，独身です．

　仕事を辞めるまでは風邪ひとつひかず，ほとんど休んだこともありませんでした．さて，定年でこれから好きなことをやろうという矢先，保健所の健康診断で，高血圧，糖尿病，肝臓の数値が悪いと指摘され，びっくりして診療所にやってきました．

　仕事を辞めてから半年ほど，やはりボーッとして外にも出歩かなかったようです．どうもライフスタイルの急変に体が異常をきたしたのであろうと思い，薬は出さず，まず歩いてくださいとお願いしました．もちろん血圧のために食塩は薄味にしてもらいました．ご自分でもコーヒーを飲むと血圧が上がるとか，便秘をすると上がると，さすが養護教諭だっただけあり，よく観察して生活態度を変え始めました．

　麻布から三田まで5,000歩を歩いて来院され，帰りも5,000歩を歩いて毎日10,000歩を欠かさないようにしていたら，血糖も，血圧も下がり，肝機能まで正常になりました．肝臓はいまでいう軽い脂肪肝になっていたのでしょう．

　その後すっかり歩くことの楽しさを知り，仲間を募って東海道五十三次を歩き通しました．といっても，連続ではなく，数日歩いて新幹線で帰り，また予定を立てて帰った場所から歩くというのが，いまのスタイルだそうです．

　便秘をすると血圧が上がるからと，「野菜を山と食べるのよ」と，食事も手抜きをしません．そのせいかスリムなスタイルを保ち続けています．

　Iさんに感心するのは，いくつになっても，もの凄く感動することです．1年1回，カトリック教会の方々と，聖書にまつわる場所を旅行してまわります．旧約聖書のモーゼたちがさまよったとされる荒れ地をバスで廻り，「乳と蜜の流れるエルサレムに到着したときは，まるでその時代にさかのぼったよう」と，頬を染めて話されました．

スペインの教会を廻ったときは，これが聖書に出てきたところかと，「どれを見ても勉強になるのよ」と，目を輝かせていました。
　仕事を辞めてからは，教会のお手伝いと，ボランティアで老人ホームのおむつたたみをしています。「もう年下の人の分をたたんであげているのではないですか？」と聞くと，「そうかもしれない」と笑っています。
　いま，アンチエイジングが関心を集めています。しかし，長く生きればそれでいいというものではなく，元気で幸せに生きなければ意味がありません。Ｉさんの生活スタイルとアンチエイジングを比べてみましょう。

(1)まず，ストレスのない生活
社会でまだ役に立つということはとても心の平穏をもたらします。Ｉさんのように幾つになってもボランティアをやるのはとてもいいことです。

(2)スリムな体型を保つ
老化は現在，『メタボエイジング仮説』で説明されています。Ｉさんのようにスリムな体型を保つくらいの食事は低カロリーでエイジングをストップさせます。

(3)野菜をたくさん食べる
活性酸素の消去は，スカベンジャーといわれるいくつかの物質が働いて，体内に発生した活性酸素を即座に消去します。バランスのとれた，野菜の多い食事は消去物質が多くなります。Ｉさんは独り暮らしでも食事に手抜きをしないのが若さを保っている秘訣です。

(4)なんにでも興味を持つ
脳の若さを測る指標は，なんにでも興味を持ち，感動する心を失わないことです。子どもと同じように感動するＩさんはとても若いといえましょう。

(5)毎日歩く
歩くことは，全身の循環を良くして動脈硬化も予防し脳の若さを保ちます。筋肉の衰えも防止し，骨密度を保ちます。Ｉさんは85歳でも背中はまっすぐ。毎日ウォーキングシューズで活発に歩いています。

　最近Ｉさんは旅行に行くとき，お仲間が50歳代，60歳代の方々ばかりになってしまいました。新しいお仲間の自己紹介のとき，「私85歳ですけど　どうぞよろしく！」と言ったら，60代の人達が「私達と同じくらいの年だと思った」と，おおいに盛り上がったそうです。

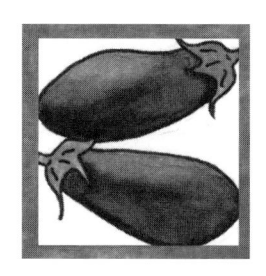

V

環境汚染も考えた食生活

❶ 農薬，環境汚染物質も考えた食生活

　これまでの章では，医学・栄養学の立場で，現在，よしとされている食生活と健康の問題を書いてきました。
　ところが単純に栄養学の常識で食品を選んでもその中には思いもよらない毒が紛れ込んでいることがあり，可能な限りの知識で安全な食を確保しなくてはならない時代になりました。
　最後の章はいまの日本で生きていて，どの程度それらの危険から逃れられるかを一緒に考えたいと思います。
　昔，九州の水俣地方で神経がやられる奇病が流行りました。いまではチッソ株式会社からメチル水銀が海に流され，それを取り込んだ貝や魚を食べた人たちがかかった水俣病であると誰もが知っています。
　水俣病患者の第1号は5歳11カ月の女の子でしたが，具合が悪い孫のために漁師であったおじいさんは，孫の大好物の貝をたくさん獲ってせっせと食べさせたのです。今から考えれば何というバカなことを，と思いますが，美しく澄んだ海の貝にそんな毒があるなどとはだれも考えなかったのです。
　富山県神通川のカドミウム米によるイタイイタイ病も，米で病気になると考えた人はいませんでした。
　PCB（ポリ塩化ビフェニール）の紛れ込んだ米ぬかオイルは健康に良

いといって売られていましたし，森永ヒ素ミルクは粉ミルクにヒ素が入り込んだなどとは夢にも思わず可愛いわが子に飲ませていたのです。日本はその後，監視を強めて公害病は忘れるくらいになりました。

ところが最近のグローバル化により日本にいても世界中の食べ物が食べられるようになり，というより食料自給率の低い日本では輸入に頼るしかなくて，知らないで思いもよらないものを食べている可能性があります。

農薬の紛れ込んだ中国の毒入り餃子は記憶に新しいところです。日本の企業が作らせていて，日本人は日本で作っていると思って買った人も多かったのです。

ODA（政府開発援助）で買い付けた東南アジアの米に発がん性のアフラトキシンB_1を産生するアスペ

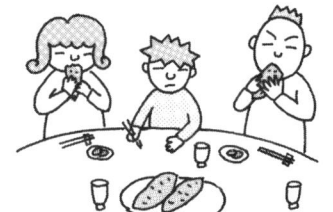

1-1 食料輸入がストップしたときの日本人の食事

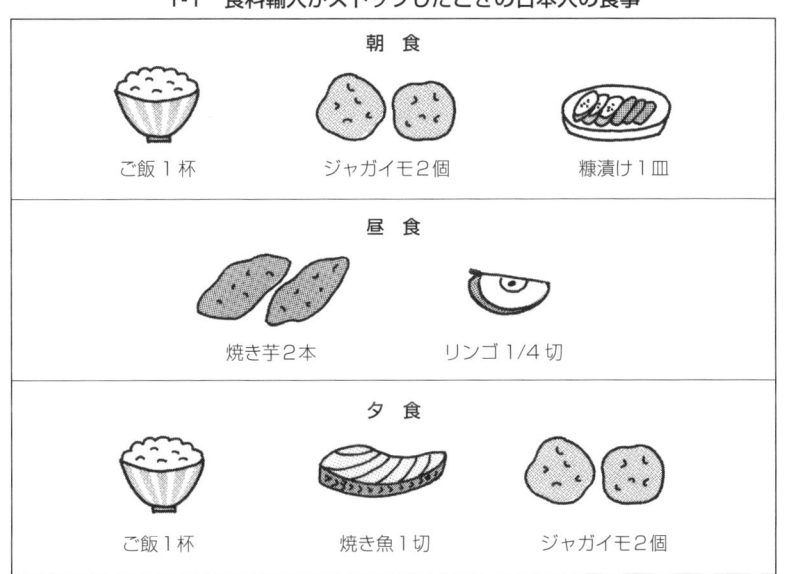

朝食
- ご飯1杯
- ジャガイモ2個
- 糠漬け1皿

昼食
- 焼き芋2本
- リンゴ1/4切

夕食
- ご飯1杯
- 焼き魚1切
- ジャガイモ2個

農薬，環境汚染物質も考えた食生活

ルギルス・フラブスというカビが見つかりました。農林水産省がその米を糊にするように安く放出したら，業者が米として転売して，全国の学校や老人ホームの給食，せんべい，焼酎の原料にまでばらまかれたことは前に書きましたね。

過去には日本で禁止したDDTを東南アジアに輸出して，輸入した国では現地で生産したバナナに使用し，日本人は知らずにそのバナナを輸入して食べていた（ブーメラン現象）事例など，数え上げればきりがありません。

● 人間の存在自身が人類を滅ぼす可能性 ●●

2000年前のローマ時代，映画で見ると，人間はたくさんいたように見えます。エジプトでは大勢の人たちがスフィンクスやピラミッドを作っていますし，ローマ人の戦闘シーンではたくさんの兵士たちが戦っていますね。それを見る限り，その時代の人類が地球上に2億人しかいなかったとは想像がつきません。どのくらいの数かわからない人は，日本の人口が1億2千万人であるので，その倍に満たないくらいの人たちが地球上に散らばって生活していたと考えてください。

17世紀の産業革命まで人口は7億人くらいで，都市部以外では地球はきれいなものでした。きれい？ と不思議に思われるかもしれませんが，人間活動で出される排泄物やゴミは，少なければ自然界で分解されて何も残らなかったからです。

産業革命以降，人類は爆発的に増え，2016年に70億人を突破しました。そうすると自然の浄化作用ではとても追いつかなくて，河川や海は汚れてしまいました。追い打ちをかけて人類は様々な化学物質を作り出し環境を汚染しています。

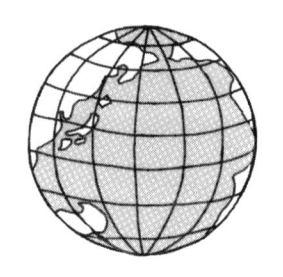

なぜ汚染になるかというと，地球が誕生したときからあったものは，自然の浄化作用で分解できるものが多いわけですが，たかだか100〜200年前に作られたものは地球も打つ手が見つからないからです。そして人も，それらの化学物質を体内に取り込むと，分解の方法が身についていないので，体内に溜まって，病気が発症します。人はそれを毒と呼んでいます。

　オゾン層破壊や地球温暖化に対して警鐘が鳴らされていますが，人間自身が多くなり人間活動自体で地球上に生物が住めなくなる可能性が出てきているのです。そして農薬や化学物質が食べ物に紛れ込み，じわじわと人類の健康を蝕み始めています。

● 爆発的に増えている人類を養うためには農薬，化学肥料が絶対必要というジレンマ ●●

　第1次世界大戦中，ドイツで空中窒素の固定技術が開発され，戦後チッソ肥料として使われるようになりました。リン鉱石の採取も盛んになり，植物に必要な窒素とリンで作物の収穫が飛躍的に増えたのです。

　農薬も第2次世界大戦中に開発されました。人を殺すために研究されたようですが，戦後殺虫剤に転用されたのです。虫と人の大きさは格段に違うので，虫を殺すくらいの量なら健康に被害はないとされましたが，残留した農薬はじわじわと人体に害を与えています。

　では，農薬，化学肥料を一切使わなければいいではないかと考えますが，害虫による被害でかなりの減収になります。

　実際，全く農薬を使わないで作物を栽培する実験が行われました。1991年と1992年の2年間，全国60カ所で比較試験が行われた結果，無農薬のほうは，米が3/5に，小麦は2/3，キャベツ，キュウリは1/3に，なんとリンゴはまったく実らず，次の年も木が弱って収穫ができなかったそうです。人類が半分飢えに苦しんでいる地球で，もう無農

1-2 農薬不使用時の病害虫による減収

作物	減収率（%）平均値
水稲	28%
小麦	36%
小豆	30%
リンゴ	97%
キャベツ	63%
大根	24%
キュウリ	61%
トマト	39%
ジャガ芋	31%

資料：藤田俊一，現代農業と農薬，食衛誌，36(4)，1995より引用

薬，有機農法のみの農業は無理になってしまいました。

国連予測では世界人口は2030年に86億人，2050年に98億人とのことです。

● **日本人としての対応** ●●

日本では食べ物があふれているので，地球の裏側の飢餓など，あまり考えずに食べていますね。実際メタボ対策には医師が「たくさん食べてはいけない」と罰当たりなことをいっています。では何を食べたらいいでしょう。健康を害してからでは遅いので，今の日本でどのような選択をするべきかを考えなくてはなりません。選択できる幸せな国にいることを感謝しつつ。

自然を汚染しない有機農法の野菜が出回り人気です。使っているレストランは行列ができたりします。実際の食生活では全部を有機農法の作物で賄うのはたいへんですが，50歳まではなるべく農薬その他の害について注意しながら食べたほうがいいと私は考えています。生殖年齢は40歳くらいまでですが（50歳でも生殖医療で子供を望む人もいますが），夫婦が50歳くらいまで子どもが家にいる可能性が高いので，次世代を担う子どもの食生活を守るために細心の注意で食事を作るのが理想です。それでは水，野菜，肉，魚，加工食品について見ていきましょう。

2

命の水の危険

　地球上の生物は，すべて水がなくては生きられません。人は食べ物がなくても水だけで1週間から10日位まで生きられますが，水を飲まなくては3日と持ちません。人は1日に2ℓの飲料水を必要とします。

　水の豊富な日本で安全と水はタダというのが，ひっくり返ったのは30年くらい前のことです。ペットボトルの水が牛乳と同じ値段であるというのにびっくりしていたら，瞬く間にだれも水道の水を飲まなくなりました。

　引き金は琵琶湖の水を浄化して飲んでいた京都や大阪の水道水がカビ臭いということから始まりました。田や畑に撒かれた窒素やリンの豊富な肥料や，下水の生活排水が湖に流れ込んで湖水の富栄養化が起こり，アオコが発生したためです。

　もうひとつの引き金は，原水が汚染されているために水を塩素で消毒していますが，塩素と有機物（フミン質）が反応して，発がん物質のトリハロメタンが発生することがわかったことです。ペットボトルの水を買う時代が始まりました。

　自治体は生活排水が河川に入らないよう浄化槽を設置したり，湖には窒素やリンを吸着する植物を植えたりして，安全な水道水を作るように努力しています。ところが厳密にいうとペットボトルの水もまっ

2-1　環境ホルモン（外因性内分泌かく乱化学物質）

- 人間が作り出して地球環境中に放出された化学物質。消化器，呼吸器，皮膚などから人体に入ると，非常にわずかな量でホルモン様の働きをして体内のホルモンを乱すので，内分泌かく乱物質と言われている。
- ホルモンの乱れにより，精子数の減少，不妊，動物ではオスのメス化，メスのオス化が報告されている。胎児では発育の段階により，超微量（1兆分の1mg程度）で脳神経，免疫系に影響が出る。動物実験では子どもに多動，注意欠落が起こる。
- 農薬，ダイオキシン，PCBなど70種類以上が指定されているが見つかっていない物質もあると考えられている。ほとんどは女性ホルモン様物質。
- 脂肪親和性で，動物の脂肪細胞に蓄積される。母乳から子どもに移行する。
- がんは一個人の生命をストップさせるが，環境ホルモンは人類の生存をストップさせる恐れがある。

たく安全とはいえません。プラスチックのペットボトルからは外因性内分泌かく乱化学物質（環境ホルモン）が溶けだす可能性があるのです。ここで環境ホルモンについて勉強しましょう。

●『奪われし未来』が警告する環境ホルモンの影響 ●●

　環境ホルモンとは，人間の作り出した化学物質が動物の体内に入ると，毒性やがんが起こらないような非常にわずかな量でホルモン様の働きをして，人の本来のホルモンを乱してしまうというものです。

　これをはじめに警告したのは，シーア・コルボーンという女性研究者でした。1996年にアメリカで出版された『奪われし未来』は化学物質を生産している企業の猛反発にあいましたが，研究者たちが，世界中の動物や人間を調べた結果，化学物質に無縁な地域である北極圏のアザラシ，白クマ，イヌイットの人たちも高濃度

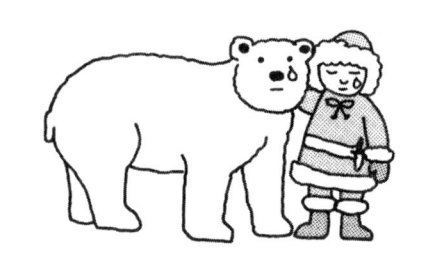

2-2　主な環境ホルモン

①	**ノニルフェノール** 合成洗剤，農薬の乳化剤，フェノール樹脂の原料，プラスチックの酸化防止剤。
②	**アルキルフェノール** 合成洗剤の主成分，洗浄剤，乳化剤，農薬の乳化剤。
③	**有機スズ化合物** 船舶や養殖用網の貝付着防止に使用。環境ホルモンのほとんどが女性ホルモン作用の中で有機スズは男性ホルモン作用。貝類のメスをオス化。
④	**有機塩素系化合物（DDT，PCB）** DDT は禁止された農薬だが何十年も土壌中に残留。途上国ではまだ使用されている可能性がある。 PCB は絶縁材など多方面に使用され，まだ残留。
⑤	**ビスフェノール A** 学校給食のポリカーボネート製容器から溶出。エポキシ樹脂の原料。虫歯の充填剤。
⑥	**フタル酸エステル（塩化ビニールの可塑剤）** 壁紙，ソファ，レインコート，農業用ハウス，車の内装材などから揮発。
⑦	**農薬** 除草剤のシマジン，アトラジン，アラクロール，有機塩素系殺虫剤のエンドスルファン，ディルドリンなど25種類。
⑧	**産業処分場滲出液** ジメチルフェノール，ブチルフェノールなど廃プラスチックから溶出。
⑨	**スチレン** カップメン容器に熱湯を注ぐと溶出。モノマー，ダイマー，トリマー。日本では溶出を防ぐ容器に改良された。
⑩	**ダイオキシン** 塩素を含むものを低温で焼却すると発生。塩化ビニールの焼却で発生。ベトナム戦争で枯葉剤として散布して奇形児，がんなど多発。日本でも除草剤として散布して環境に放出。大気，水，魚などから人体に取り込まれている。

に化学物質に汚染されていることがわかりました。そして『奪われし未来』に書かれている，野生動物のオスのメス化，メスのオス化，どちらでもない間性が，地球上のいたるところで見つかっています。その結果として絶滅寸前の動物が増えていることもわかりました。

　人々はこれを読んで，やっと次世代以降の人類の滅亡がSF小説ではないと考えるようになりました。

　化学物質は発がん性ばかりが心配されていましたが，環境ホルモンは性ホルモンを乱して，精子の減少，不妊症，乳がんや前立腺がんなどのホルモン依存性がんの増加，注意散漫や多動症の子どもたちの神経障害などに関与するといわれています。次世代の人類の生存を脅かすものです。

　実際，男性の精子数は戦後50年で半分になったと世界各地で報告されています。慶應義塾大学病院の産婦人科は，日本の不妊症治療の草分けですが，保存していた精子を数え，また記録を見直してそれを裏付けました。精子は1回の射精に1億以上いないと受精率が落ちます。いま，奇形や運動率の悪い精子も増えていて，不妊症が増えてきたことが頷けます。

● **安全な水を求めて** ●●

　自治体の努力で原水をきれいにして水道水のトリハロメタンは減っても，微量な化学物質を取り除く技術はまだありません。アメリカのミシシッピー河やロンドンのテームズ河では，人が飲んだ薬の分解産物が検出されています。下水を通して河に流れ出たものです。女性が避妊やホルモン補充療法のために飲む女性ホルモン剤も検出され環境ホルモンに参加しているのですから油断はなりません。

　世間を騒がせているダイオキシンも環境ホルモンです。発がん性ももちろんですが，未来を奪う物質として問題です。

　若いうちはプラスチック容器の環境ホルモンも心配です。環境ホル

モンは胎児の成長過程のある時期に作用すると重大な影響が出る恐れがありますので，水道の蛇口に浄水器を付けて飲んだほうがいいかもしれません。水に環境ホルモンが含まれていると厳密には浄水器もすり抜ける可能性はあります。何しろ超微量で影響が出るものなので厄介です。ペットボトルの容器は，温めるほど環境ホルモンが溶け出すと研究者はいいます。買い求めるなら温かいお茶でなく，冷たいのがいいでしょう。

　自治体には頑張って安全な水を供給してもらうよう働きかけるのはもちろんですが，個人個人も水を汚さないことを常に考える必要があります。洗濯の洗剤だけでなく，洗髪のシャンプーや整髪料，化粧品も化学物質であり，髪の毛や顔を洗うお湯とともに下水に流されます。身近なものから環境を汚染しないものに変えていくのが自分と子どもを守る第一歩です。

　地下水は土壌汚染や農薬散布のない地域ならいまのところ安全と考えられています。井戸水が飲める場所だったら，定期的に検査をしながら飲むといいでしょう。

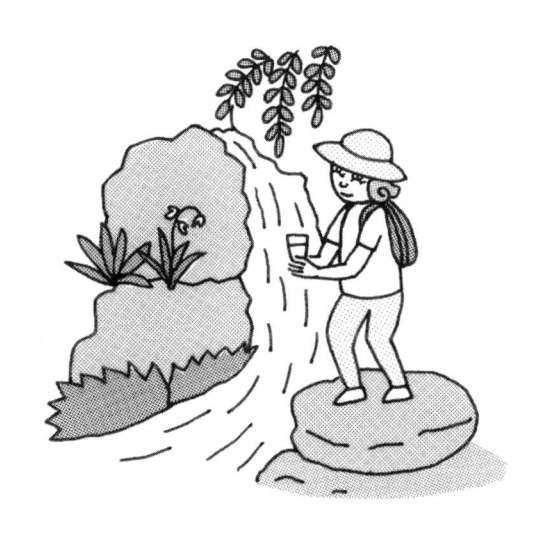

3 野菜，穀類には農薬の恐怖

　農薬を手に入れた人類は，それを使わないではいられなくなりました。前に述べたように，農薬なしでは，食糧生産がすっかり落ちてしまいます。化学肥料と農薬で作られた大量の食糧で人口が増え，それを養うためにまた農薬を使うというジレンマにおちいっています。

　しかし，生物である細菌や虫を殺す物質が，人体に無害ということはあり得ません。農薬には急性毒性，慢性毒性，遅発性毒性があります。

　急性毒性とは，体に入って数時間以内に症状が出るもので，誤って農薬を飲んだり，自殺の目的で飲んだりして起こります。農薬の種類によっては死ぬことがあります。

　慢性毒性とは，体内に蓄積する種類で，水銀，ヒ素，鉛が含まれているものや，有機塩素系農薬であるBHC，DDTなどで起こります。あまり蓄積しないといわれる有機リン系農薬でも起こることがあります。

　遅発性とは2週間以上たった頃症状が出るものです。

　私たちが野菜を食べるとき問題になるのは，慢性毒性です。日本では監視されているので，急性毒性が出るほどの農薬が，野菜やコメについていることはほとんどなく，その場合は事故ということになります。

　慢性毒性の症状は記憶力減退，思考力障害，ノイローゼ，知覚障

害，神経炎，肝臓障害その他ですが，ジワジワ起こるので，農薬による中毒と考えることは稀です。動物実験で発がん性が指摘されても，人間の場合がんは20年後にでてくるので，全く実証できません。

しかし本人だけでなく，環境ホルモン作用も含めて，次世代の子どもにも影響を及ぼす可能性があるので，なるべく口に入れない努力が必要です。『食物の栄養と毒』の著者，保田仁資さんによれば，農薬，食品添加物，その他の化学物質の多い先進国の奇形発生率は約5％だが，化学物質を摂取しない未開発国の奇形発生率は0.5％だといっていますので恐ろしいことです。

穀類，果実類，野菜に散布されています。虫を見つけたら撒くのではなく，農協から配布される防除暦に沿って散布されるそうですから，充分野菜などに残る可能性はあります。残留性の高い農薬は土壌中に残り，次に栽培する野菜が吸い上げることになります。

日本では現在分解性の早い農薬ばかりを使用しているそうですが，途上国の農産物からは，30年以上残留するBHC，DDTがいまだに検出されることがあります。またDDTは熱帯，亜熱帯に多いマラリアを媒介する蚊（ハマダラ蚊）の駆除に無くてはならないというから，問題はやっかいです。

● 特に注意しなくてはならないポストハーベスト ●●

ポスト（後）ハーベスト（収穫）とは，作物の収穫後に保存や輸送中の腐敗やカビ発生防止目的に使用する農薬です。十分な規制はなく，諸外国でもたくさん使われているようです。日本に輸入した果物，野菜にはついていると思わなくてはなりません。

アメリカではレモンやオレンジを収穫後，半年くらい貯蔵して市場を見ながら出荷するのですが，驚くことにダイオキシン（2-4-D）を使うようです。特に輸出用はカビを防ぐのにたくさん使います。日本のミカンは春を待たずにカビるのに，輸入オレンジやレモン

のカビを見たことがありません。

　アメリカでは，日本で使用禁止の有機リン系のパラチオンを，ポストハーベストとしてコメ，小麦，大豆，大麦，カラス麦，ホップ，豆類，砂糖大根，ブロッコリー，キャベツ，カリフラワー，トウモロコシ，ジャガイモ，グレープフルーツ，レモン，オレンジ，プラム，ブルーベリー，ブドウに使っているというのです。健康に対する関心の高いアメリカでさえそうです。

　東南アジアから輸入される作物からも高濃度の農薬が検出されていますが，検査の対象になっていない農薬はフリーパスで入ってくるので問題です。

　コメは，ポストハーベストの農薬が，アメリカ産は日本の300倍，オーストラリア産白米からは3000倍検出されました。貯蔵している倉庫にシロアリ駆除剤を撒いてあるとやはり汚染されてしまいます。

　日本はコメを輸入制限しているので外国の米は食べていないと考えがちですが，加工されて，センベイ，アラレ，ピラフ，酒などに姿を変えて入ってくるので知らないうちに口にしている可能性があります。なおかつそれらの食品について厚生労働省の農薬基準がないので農薬はフリーパスです。

　小麦はほとんどが輸入に頼っているので（自給率2007年で14％），またまた農薬が心配です。外皮に多いので，小麦粉にするときに80％取り除かれるといいますが，その外皮は家畜のえさにするので，まわり廻って人の口に入る可能性があります。

　日本で作った果物は売られる時点で少しの農薬が残っていますが，使用方法が守られている限り，食品衛生法の残留基準以下です（微量でも，環境ホルモン作用が出る場合があります）。

　ところが外国からの輸入果物は日本の基準の何十倍も検出されているので注意しなくてはなりません。特に多いのは，イチゴ，レモン，オレンジ，バナナ，サクランボだそうです。

野菜も海外からのものには、日本で使われていない農薬が付着していることがあり、日本で使わない農薬は検査をしないので驚くほどの高濃度も見落とすことになるかもしれません。最近「国内産」の表示が目につくようになったのは、人々の意識が高くなったのだと喜ばしいことです。自分たちで身を守るべく声を上げなくてはなりません。

● **食物とともに体に入る農薬を少しでも少なくするためには** ●●
(1) コメについて
　外側ほど農薬付着が多いので、健康に良いといわれている玄米は、有機農法米以外はお勧めではありません。糠も同じです。
　コメをとぐときは、はじめの数回で汚染物質が水と一緒にコメの中に入りやすいといいますから、手早く数回水を変えて洗い、そのあとよくといで水が澄むまでゆすぎます。洗うほど農薬検出は少なくなるそうですから、4回以上洗う必要があります。私は10回以上洗います。糠に含まれるビタミン B_1 を摂りたかったら、豚肉を食べればよく、また食物繊維を摂りたかったら野菜、豆類で補えば足ります。

(2) 小麦について
　ほとんどが輸入なので打つ手がありません。特に学校給食用パンには農薬が多い外皮に近い部分の粉が使われるというから大問題です。安いのだそうです。いちばん守らなくてはならない子どもが危険にさらされています。
　小麦はパン以外に、ケーキ、クッキー、ビスケット、うどん、ソバ、パスタその他、コメより用途が広がっています。
　輸入小麦の監視を強化する

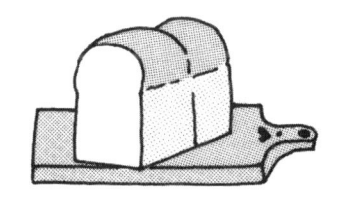

とともに，北海道で安全な小麦を増産する必要があります。

(3) 果物

　日本国内の果物を食べ，なるべく外国産を買わないことです。日本で作れないバナナは，無農薬バナナを輸入しているところで買うか，台湾産を買います。台湾ではミョウバン処理のみでポストハーベストを使用していないそうです。軸の青いのは農薬処理しているそうで，軸が黒っぽいほうがいいそうです。どうしても軸の青いバナナを食べるという場合は，軸の近くが高濃度なので，1 cm くらい切り捨ててください。

　現代の果物はなるべく皮をむいてください。皮がむけない果物はよーく水洗いしてください。イチゴは洗うとグチャグチャになるので，流水に漬けておくといいでしょう。水道水だとビタミン C が壊れますが，C は別に補えます。イチゴ狩りでそのまま食べるのは問題です。ブドウ狩りも同じです。

　果物は皮にポリフェノールが多く，皮の下がおいしいので，むかしリンゴの皮を薄くむくのが良いお嫁さんの条件といわれました。今は皮を厚くむくのがよく勉強している主婦です。

　輸入レモンも皮が危険です。レモンティーはお勧めではありません。熱いと溶け出しも多いのです。農薬を使った柑橘類の皮で作ったマーマレードも同様です。

(4) 野菜

　ブロッコリー，カリフラワーなどがん予防としてもてはやされています。しかし，アメリカ産に見るように農薬漬けでは，本来のがん予防より，農薬の発がん性のほうが勝るかもしれません。

　トマトも皮の部分にポリフェノールのリコピンが多いのですが，皮はむいたほうがいいでしょう。私はキュウリの皮もむいていま

す。

　ごぼうは皮が美味というのですが、土壌汚染のあるところで作られたかもしれないので、料理研究家には怒られるかもしれませんが皮をむきましょう。

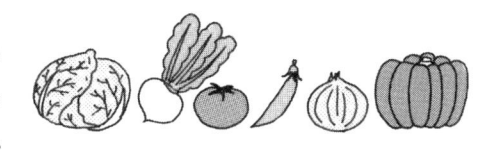

　葉ものは何回も水で洗うとコメ同様、農薬が少なくなることがわかっています。茹でこぼすのもいいでしょう。キャベツ、レタスは上の皮を3枚くらい捨てましょう。

　健康番組で話題になったシソの葉は特に農薬残留が多く、高濃度の農薬が検出されます。動脈硬化に良いといっても、その前に農薬中毒になりかねません。私もシソを植えましたが、すごい勢いで虫に食べられてしまいました。

　もうひとつ、梅干しの好きな日本人に知ってもらいたいのは、梅の黒星病予防にかなり農薬を使うという事実です。庭の梅の実は黒くなりますが、売っている梅干しに黒い点はありません。

(5) 茶、コーヒー

　お茶も胃がん防止、風邪予防など、良い作用がたくさんあります。

　茶畑は何十回も消毒をしますが、最近は残留農薬の量は減りました。新茶はまだあまり消毒をしていない葉なので、なるべく新茶を買いだめするか、減農薬の茶葉を求めるといいでしょう。虫の好きな葉らしく、無農薬は難しいようです。

　中国産のお茶からは高濃度の農薬が検出されることがあります。

　コーヒー豆も、もちろん輸入です。やはり農薬は使われていると思ってください。

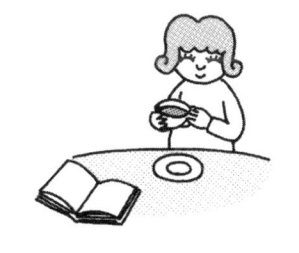

4 家畜は意外と薬品漬け

　鶏肉，豚肉，牛肉は，日本の食卓に欠かせないタンパク源です。若い人たちは，欧米並みに米，パンなどの主食より肉類を食べる割合が多いくらいです。

　ところが，これらの肉類が化学物質漬けであることを一度でも考えたことがあるでしょうか？

　抗生物質，合成抗菌剤，ホルモン剤，ワクチン，寄生虫駆除剤は，3,000品目に達するというのです。牧草や穀物に使われた農薬もえさに紛れ込み，肉から検出されています。

　家畜が放し飼いで飼われていたときは，そのような危険は少なかったのですが，需要が伸びて過密な場所で飼われるようになると病気が増えるので，飼料に抗生物質をたくさん混ぜます。早く大きくするために女性ホルモンを豚の耳のうしろに埋め込んだり，注射したり，えさに混ぜて与えます。

　残留濃度の安全基準は定められたとはいえ，環境ホルモン作用を起こすくらいの微量は残っている可能性があり，警戒する必要があります。

● **安くて便利な鶏肉と卵** ●●

　国内産の鶏肉から，抗生物質や抗菌剤が検出されているし，飼料に起因すると思われる農薬も検出されています。アメリカ，タイ，ブラジル，中国から輸入されている鶏肉からもたくさん検出されているそうです。焼き鳥用，骨つき，丸のまま，またはから揚げや焼き上げた形で輸入されて入ってきます。

　鶏肉には，抗生物質，残留医薬品，ホルモン剤，農薬が入っていると思ってください。特に肝臓には多くの化学物質が残るので，食べてはいけない部分です。焼き鳥はモツや皮を食べてはいけません。化学物質，ホルモンなどは，脂肪親和性なので，皮の下の脂の部分は除くほうが安全です。

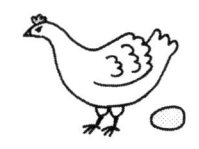

● **思わぬところで使われている豚の脂** ●●

　子豚の生後4か月までしか使用してはいけないとの規定がある抗菌剤や抗生物質は獣医の指示書があればその後も使えるそうで，使い放題だといいます。ホルモン剤は原則使用禁止なのに，検出されます。とうの昔に日本で製造中止になった，BHC，DDTまで検出されるし，その他の農薬も検出されるのは，輸入穀類からまわり廻ってきて飼料に紛れ込んだものかと思われます。

　海外からの輸入豚肉からもたくさんの化学物質が検出されるのは，鶏肉と一緒ですが，豚のほうがより汚染されていると思ったほうがいいでしょう。

　鶏肉と同じで，化学物質は脂肪に多く残留します。脂肪には肉の部分の300倍くらい多いと思ってください。

　ところが，豚の脂は料理に使うとこってりした味になるので，様々な用途があり，知らないで口にしていることもあります。

ラーメン，カレーにはたくさん使われています。ラードを植物油に混ぜて揚げものに使っています。パンやお菓子の材料にも入っています。パンのクロワッサンには28％も入っているそうです。肉の脂身を食べないのは当然としても，特に子どもには，ポテトチップスやフライドポテト，油で揚げたスナック菓子を食べさせないほうがいいでしょう。

● 美味しい牛肉も危険がいっぱい ●●

牛肉も，農薬，ホルモン，その他の化学物質が検出されるのは，鶏肉，豚肉と同様です。

それらはやはり脂肪の部分と肝臓にたまるので，なるべく赤身の部分を食べて，脂を避けましょう。

ところが日本人ほど霜降り肉を珍重する人種も珍しく，わざわざ赤身と脂身を張り合わせるというから驚きです。『食物の栄養と毒』によると，まず，安い輸入赤身肉を薄く切り，歯の付いたローラーで筋を切って柔らかくし，その上に熱を加えて柔らかくした脂身を分散して置き，縞模様を作るそうです。大豆，牛乳，卵白で作った接着剤で何層にも重ねて貼り合わせて輪切りにすると高級な霜降りステーキ肉ができあがるそうです。手品のようでびっくりしてしまいます。

霜降りの好みはなるべく我慢して，牛肉を食べたかったら，赤身を食べてください。

肝臓には解毒できない物質が溜まるので，日本人に人気のレバ刺しは，毒の塊を食べていると思ったほうがいいでしょう。貧血にレバーといったのは，地球が汚染されなかった時代の話です。

● 狂牛病も人が作った病気 ●●

2001年に日本で狂牛病（BSE＝牛海綿状脳症）にかかった牛が発見されました。牛の脳は

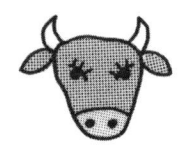

4-1 狂牛病（牛海綿状脳症）

- 異常プリオン蛋白が入ると，正常プリオンを次々に異常化する。
- プリオンは脳に多く含まれるので，脳細胞が死滅してスポンジのようにスカスカになる。
- 昔から羊のスクレイピー病が知られていた。
- 牛は肉骨粉を食べさせられて発病したといわれている。
- 異常プリオン蛋白によることを突き止めたアメリカのStanley Prusinerは1997年にノーベル医学生理学賞を受賞した。

ヒト：遺伝性，孤発性クロイツフェルド・ヤコブ病（狂牛病を含む）
ヒツジ・ヤギ：スクレイピー病
ウシ：牛海綿状脳症（狂牛病）
ネコ・トラ：猫海綿状脳症
※**その他**：ミンク，オオカミ，チータなどで見られる。

　海綿のようにスカスカになり，立てなくなって狂って死ぬというので，狂牛病と名付けられたものです。その牛肉を食べると，同じような症状を起こして人も死ぬというのでパニックになったのです。

　牛は草食動物であり草を食べていたのに，牛の解体後の肉や骨を粉にして飼料に混ぜて食べさせ，むりやり共食いさせたのが原因とされています。羊にも昔からスクレイピー病という同様の症状がありました。羊の内臓を飼料に使ったのも原因ではないかと思われています。

　1985年頃からイギリスで爆発的に増え，ヨーロッパ，アメリカ，韓国，日本にも飛び火しました。肉骨粉の入った飼料が輸出されたためでした。

　原因は異常プリオンというタンパク質です。細菌やウイルスなら，加熱すれば感染力を失うのに，プリオン蛋白は100℃で何時間加熱しても分解せず，人の常識の想定外の物質です。炭化して初めて活性を失います。イギリスとアメリカでかなりの患者が出たのです。

　異常プリオンは牛の脳，目，脊髄，扁桃，腸の回盲部近くに多く存在するので，そこを取り除いていますが，解体時に汚染されることも考えて，日本では牛を全頭検査していました。アメリカは全頭検査を

しないので，日本に輸入されたものから時々検出され，それらは廃棄処分されています。アメリカで作られたゼリーや薬のカプセルなどに含まれて輸入されている可能性もあり心配です。ゼリーは牛の脂から作り，カプセルはゼリーを原料にしているからです。

　日本産牛肉は食べても安心といわれていますが，諸外国はそれぞれの事情で検査体制が異なるので，自分で調べるしかありません。日本も全頭検査をやめる方向のようです。

　　※2009年以降発生しなくなったので日本は2016年4月から全頭検査を廃止した。

● **肉の危険から身を守るには** ●●

① 鶏，豚，牛はなるべく国産を買いましょう。飼料に気をつけているところから買うといいでしょう。無菌豚は抗生物質を使いません。

② 子どもに豚の脂を使った物を食べさせないようにしましょう。何が使われているかは大人が勉強して守りましょう。また，加工食品は常に原材料の表示を見る習慣をつけましょう。

③ 肝臓や脂肪の部分には，肉の何百倍もの化学物質が蓄積します。レバ刺し，もつ鍋を食べては危険です。もつ鍋は毒鍋と心得てください。焼き鳥はもつや皮はやめて肉とネギだけにしましょう。

④ 肉は煮ると汁に有害物質が移行するので，汁を捨てましょう。昔のように煮汁が美味しいからと，その汁で野菜を煮るのは危険です。

⑤ 脂身を好きな人は悲劇的！　好みを変えて赤身を食べてください。

5 魚は最終汚染物質

　四方を海に囲まれた日本は海産物に恵まれ，様々な魚や海藻類が日本人の食卓を賑わせてきました。魚は種類も多く，動脈硬化予防の不飽和脂肪酸が豊富で，飽和脂肪酸の多い肉類より健康に良いとされています。

　特に北海の魚は，不飽和脂肪酸の DHA（ドコサヘキサエン酸）EPA（エイコサペンタエン酸）を含むので生活習慣病予防にお薦めです。鮭，タラなどに多く含まれています。北に住むイヌイットはそれらの脂肪酸をたくさん摂取するので，血液がサラサラになりすぎて，すぐ出血するといわれるくらいです。

　ところが北の海ほど化学物質に汚染されていることがわかり，複雑な心境になってしまいました。北極の近くにもちろん工場はなく，人も少ないので海が汚染されることはありません。水はあくまでも澄み，冷たいのに魚が豊富です。

　これは地球の自転が関係しています。大気や海流は極地に向かって流れています。放射性物質，環境ホルモン，プラスチックのゴミなどがその流れに乗って集まり北極は今，ゴミだらけだそうです。

　近海の魚は，海の汚染物質を取り込みやすいとされ，ある時期，日本ではアジやイワシなどの近海魚を1週間に16匹以上食べると危険

5-1　ダイオキシンによる汚染

- ●塩素を含む物質が低温で不完全燃焼して生ずる。ごみ焼却場で生ごみと塩化ビニル，プラスチック類が混ざって焼却されると，生ごみの水分で温度が下がって発生しやすい。その他，除草剤としても使用された。
- ●ダイオキシン類
  ポリ塩化ジベンゾパラダイオキシン（PCDD）75種類
  ポリ塩化ジベンゾフラン（PCDF）135種類
  コプラナーポリ塩化ビフェニール（コプラナ PCB）29種類

— 1970年代，ベトナム戦争における枯葉作戦で散布され，その後ベトナムで多数の奇形児，奇形の家畜が生まれた。
— アメリカ，ラブ・カナルでは，枯葉剤を製造する工場からダイオキシンが出て住宅地を汚染。
— イタリア，セベソでは農薬工場爆発でダイオキシンが町を廃墟と化した。
— 日本では1980年代まで使われた水田の除草剤（PCP），土壌殺菌剤（PCNB）に不純物としてダイオキシンが含まれていた。
— 現在，日本人体内のダイオキシンは，60%が魚介類からとされている。人体の脂肪組織に蓄積され，唯一母乳から排泄される。

とのお触れが出されたことがありました。公害物質を垂れ流して水俣病などが発生していた頃です。今はアジやイワシには，健康に良いDHAやEPAが豊富なので，たくさん食べろとマスコミが宣伝しています。

それではきれいな遠洋をゆうゆうと泳ぐマグロは安心であろうと考えられましたが，水銀が高濃度に検出され，他の化学物質でも汚染されていることがわかってきています。生物濃縮のせいです。

● 食物連鎖の頂点にいる人類の宿命 ●●

まず土にダイオキシンが降り注いだとします。そこに野菜が植えてあれば，ダイオキシン汚染ということになり，その野菜は危険です。

狭山のごみ焼却場の周辺でダイオキシンが高濃度に検出され，一時

5-2 食物連鎖による生物濃縮図

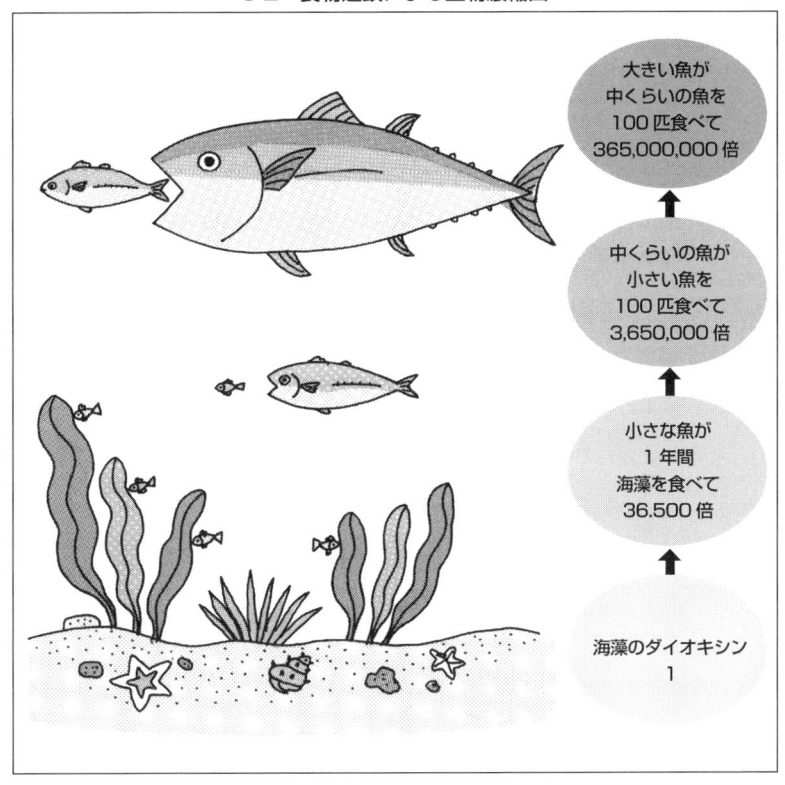

```
大きい魚が
中くらいの魚を
100匹食べて
365,000,000倍
   ↑
中くらいの魚が
小さい魚を
100匹食べて
3,650,000倍
   ↑
小さな魚が
1年間
海藻を食べて
36,500倍
   ↑
海藻のダイオキシン
1
```

期，野菜や狭山茶が全く売れなくなり，農家が困りました。

　しかし，もっと困ることは遠い海の果てで起こります。雨で川に流されたダイオキシンは海に流れ込み，海底の砂地に堆積します。そこに海草が生えていると，海草に取り込まれます。小さな魚が1日100回海草をつつくと，海草のダイオキシンを1としても，1年に36,500倍になります。少し大きなアジくらいの魚がその小魚を100匹食べたとすると，3,650,000倍。そのアジを100匹食べたマグロは，なんと365,000,000倍。実際はマグロが一生のうちにアジを100匹のはずはなく，1日に100匹位食べますから，3年として399,675,000,000倍です。

魚は最終汚染物質　　215

約4千億倍となります。これを食物連鎖による生物濃縮といいます。現実には兆の数値になっているようで，そのマグロを食べるヒトには，ダイオキシンをはじめ，PCB，農薬，重金属，その他の化学物質が蓄積されると考えたほうがいいでしょう。

実際，北極に住み，アザラシを餌にしているホッキョクグマからは高濃度にPCBその他の化学物質を検出しています。アザラシが魚を食べて，脂肪に蓄積した化学物質がホッキョクグマに移行したのです。

地球温暖化で氷が溶け，ホッキョクグマの生息が脅かされて絶滅すると報道されていますが，環境ホルモンのせいで小グマが生まれなくなっているのも関係しているということです。

日本人はクジラを獲るというので国際社会から非難されていますが，クジラはやはり生物濃縮の頂点なので危険です。かえって小さい魚のほうが安心ということになります。

あまりにも海の汚染がひどい地域の魚は避けたほうがいいのですが，魚屋さんやスーパーなどで並んでいる魚がどのくらいきれいな海にいたかはまるでわかりません。

● 養殖魚は薬の塊 ●●●

養殖の技術が発達して，いまは鮭まで養殖できるようになって来たそうです。売っている鯛，ハマチは養殖物のほうが多いくらいです。

養殖の網にはトリブチル錫（TBTO）を塗りました。海草や貝類の付着を防ぐためです。それらが付くと海水の流れが悪くなるからです。TBTOで魚の奇形が増えたので，1990年に禁止されましたが，海は汚染されてしまいました。

養殖は狭い所にたくさんの魚を入れて，餌をまくので水が汚れ，病気が発生します。それを予防するために抗菌剤や抗生物質を与えています。人が魚からの抗生物質を継続して摂取していると，耐性菌が出

て，抗生物質が効かない体になります。アレルギー，発がん性にも関与していると指摘されています。

　鯛やヒラメは深い海にいるので色が白いですが，養殖魚は日に焼けて皮が黒ずんでいます。ところがタイのえさに酵母色素を混ぜて与えると色が赤くなるのだそうです。

　有害物質は内臓，皮に多く，水銀は頭に多いといいます。魚の頭の部分にはDHAが多いので子どもに食べさせると頭がよくなるといわれたことがありますが，水銀は知能障害を起こします。頭，内臓は捨てましょう。

● おいしい貝は最も危険 ●●

　貝は体の中を，1分間に何リットルもの海水を通しつつプランクトンを濾し取って栄養にしています。しかし重金属をはじめ化学物質は海底にたまりやすいので，それらも貝の中にため込むことになるのです。海で取れる貝を常食にするのは最も危険です。水俣病とまではいかなくても，化学物質が多いと考えてください。

　貝には，味覚障害予防の亜鉛，高血圧やエイジング予防のタウリンも多いので，まったく食べないのも栄養的に損をします。回数を減らしましょう。

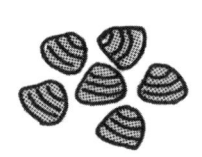

● 魚介類の汚染から身を守るには ●●

① 1年に1回の潮干狩りでとった貝を食べるくらいならいいですが，毎日貝を食べるのはやめましょう。
② 魚は多種類を食べて，同じ種類に偏らないようにしましょう。
③ 養殖魚はなるべく避けましょう。しかし，外食や回転寿司で養殖魚か否かを判断するのは難しいことです。料理はなるべく自分で作りましょう。

④ 奇形の魚を見分けられないので，切り身の魚は避けたほうがいいといわれています。
⑤ 魚の頭，内臓は絶対食べないようにしましょう。昔の通といわれる食べ方はむしろ危険です。サンマの内臓を食べるとか，タイの頭のかぶと煮もやめましょう。皮，チアイも捨ててください。
⑥ 東南アジアの養殖エビは，どうしても食べたかったら，よく信頼のおける企業が気をつけて養殖しているものを探すのがよいでしょう。

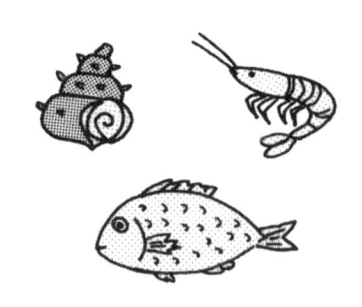

6 食品添加物

　食品の腐敗を防ぎ，長期間保存するために食品添加物は現代社会になくてはならないものになりました。合成保存料です。食中毒予防に大きく貢献しています。

　その後，加工に必要なものや，見た目に美しく見せる添加物など様々なものを食品に添加するようになり，合成添加物は2016年時点で454品目，天然添加物はより安全と考えられていて，1000品目以上が使われています。

　合成添加物は安全性の確認が義務付けられていて，動物実験で安全が確かめられた最大無作用量の100倍が，1日摂取許容量と決められています。しかし人は，1日に1品目の添加物のみを摂っているわけではないので心配だという専門家はいます。たとえば，食パン1枚に通常10品目の添加物が入っていることを考えれば，将来どのような害が起こるかは全くわからず，人体実験中ということになります。

　天然添加物に関しては，天然だから安全であろうと，完全確認が義務づけられていませんでしたが，1995年から，厚生労働省が安全を確認して許可するようになりました。しかし，発がん物質の中には天然に存在する物もたくさんあります。タバコが天然の植物の葉から作られていることを考えてください。

お菓子の袋の裏表示に色素コチニールと書かれているのをご覧になったことがあるでしょうか？　しかしそれがメキシコのサボテンに寄生しているエンジ虫であると知っている人は多くないようです。虫を乾燥させてそれを水の中にポチャンと落とすと，まるで赤インクを落としたように赤く染まります。色素エンジ虫と書くと誰も買わないので，コチニールという品名になりました。
　コチニールの発がん性その他はよくわかっていません。私は虫が嫌いなので避けています。
　加工品には，原材料と添加された物質をすべて表示するように義務付けられたので，私たちは何が使われているか知ることができるようになりました。
　ところが醤油などを使った場合，その醤油にどれほどたくさんの添加物が使われていたとしても表示義務はないので書いてありません。せんべいに，原料：米粉，醤油と書かれていたらとても安心してしまいますが，実はその醤油に何十種類もの添加物が隠れているかもしれないのです。味噌，ソースなども同じです。
　乳化剤，膨張剤，香料などと書いてあるのも私たちにはなにが使われているか皆目見当がつきません。会社に電話すれば教えてくれるかもしれませんが，大多数の消費者はそのまま買ってしまうのが現状です。
　何をしても治らない慢性蕁麻疹の患者が食品添加物を除いた食事をするようになったらよくなってきたというのは前に書きました。
　これ以外にも添加物が原因不明の病気に関与しているかもしれませんが，50年くらいの使用期間では，人体への長期の影響はつかめません。なるべく体内に取り込まない努力が必要です。
　専門書に書かれている加工食品の添加物はあまりにも多く，とても覚えきれたものではありません
　原材料から手作りしても，肉，魚，野菜にも化学物質は入っていま

6-1 食品添加物の種類と用途

種類	用途	代表的な添加物の例
甘味料	食品に甘味を与えるもの	キシリトール,サッカリンナトリウム
着色料	食品を着色するもの	食用赤色102号
保存料	カビや微生物などの発育を抑制し,食品を保存するもの	ソルビン酸,安息香酸
増粘剤	食品になめらかな感じや粘り気を与えるもの	アルギン酸,ペクチン
酸化防止剤	油脂などの酸化を防ぐもの	エリソルビン酸,ビタミンE
発色剤	肉類の鮮紅色を保持するもの	亜硝酸ナトリウム,硝酸カリウム
漂白剤	食品を漂白するもの	亜硫酸ナトリウム,二酸化硫黄
防カビ剤	かんきつ類のカビ防止に使用するもの	ジフェニル,オルトフェニルフェノール
ガムベース	チューインガムの基材に用いるもの	エステルガム,ポリブテン
膨張剤	ケーキなどに膨らみを与える目的で使用するもの,膨らし粉	炭酸水素ナトリウム,硫酸アルミニウムカリウム
酸味料	食品に酸味を与えるもの	クエン酸,乳酸
調味料	食品にうまみを与えるもの	L－グルタミン酸ナトリウム,イノシン酸ナトリウム
乳化剤	水と油のように混和しないものを均一に乳化させるもの	グリセリン脂肪酸エステル,レシチン
栄養強化剤	食品の栄養素を強化するもの	シアノコバラミン
香料	食品に香りを与えるもの	バニリン,レモン精油
殺菌料	食品に付着した微生物などを殺菌するもの	サラシ粉,次亜塩素酸ナトリウム
かんすい	中華麺に独特の風味と歯ごたえを与えるもの	炭酸カリウム(無水),ポリリン酸カリウム
pH調整剤	食品の酸度を調節するもの	de－リンゴ酸,乳酸ナトリウム
苦味料	食品に苦味をつけたり,増強するもの	カフェイン(抽出物)
酵素	食品の製造や加工の過程で,触媒作用の目的で使用されるもの	アミラーゼ,カタラーゼ
光沢剤	食品の保護や表面に光沢を与えるもの	ミツロウ,シェラック
豆腐用凝固剤	豆乳を固めて豆腐を作るときに使用するもの	塩化マグネシウム
チューインガム軟化剤	チューインガムに柔軟性を与えるもの	グリセリン,ソルビトール

資料：『食 up to Date 食品添加物』より引用

す。しかし，加工食品の形で買い求めると，忍び込んだ化学物質を格段にたくさん取り込むことになるので，現代人はもう少し，食について考え直すべきだと思います。いくら忙しいからといっても，加工食品ばかり食べて病気がちの体になって医者通いをするほうが損です。何が使われているかわからなかったら買わないこと。まず関心を持ってできるだけ勉強をして自分と家族を守ってください。

巻末資料に通常よく食べる食品に含まれている添加物にはどんな害があるかを並べてみました。参考にしてください。

● 食品添加物から身を守る法 ●●

添加物は粗悪な原料に付加価値を付けて売るために添加されるようです。すべての食品に入っているわけではないので，体に入るのを減らすよう個人の努力が必要です。

① 食品を買うときにはかならず表示を見る習慣をつけることです。バラ売りには表示義務がないので不安だったら買わないことです。
② 食品添加物の種類を勉強しましょう。良くわからないものは買わないようにしましょう。
③ 安いものに多く含まれていると考えたほうがいいでしよう。他を節約しても食の安全を買いましょう。
④ 業務用には添加物が多いと考えたほうがいいでしょう。
⑤ なるべく手作りに励みましょう。
⑥ 隠れた添加物もあると頭に入れながら生活してください。

化学物質 ● ひとくちメモ

　世界中で作られた化学物質は2009年9月時点で5,000万種。2008年11月には4,000万種だったので，9か月間で1,000万種も増えたことになります。1957年の登録開始から1,000万種になるのは，33年かかったのにすごい加速です。登録されていない物もたくさんあるはずです。

　グローバル化した地球にもはや安全な場所はなく，大なり小なり化学物質に汚染されています。大きく汚染される中毒や発がんだけではなく，微量でも環境ホルモンとしてじわじわと人類の首を絞めつつあることが判明してきました。人類の叡智で阻止することができるでしょうか。

　最近日本の若い男性は，女性のようにきれいな人が増えています。環境ホルモンの影響では？　と考えると何か喜べない心境です。

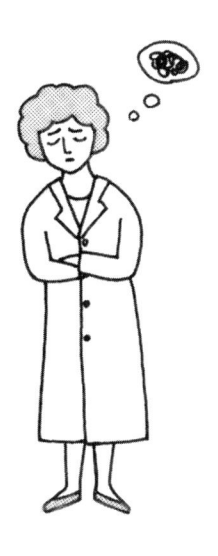

忘れられない患者さん ❺

奇跡の生還

　50歳のＴ子さん，飲食業のパートで働く１人暮らしの女性です。診療所にやってきたとき，顔は紙のように真っ白，全身がむくみ，何しろだるいと訴えました。一般的な検査をしようということになりましたが，お金がないというので，必要最低限の検査になりました。ところが血液検査の結果を見て，今度はこちらが真っ青になりました。末梢血に骨髄細胞が出ていたのです。貧血もヘモグロビンは通常の1/3くらいで，よく働けるというほどのレベルでした。
　血管には，赤血球，白血球，血小板が流れていて，これらの細胞は骨髄で作られています。幼弱骨髄幹細胞から成熟分化した細胞のみが末梢血に出てきますが，骨髄細胞が出るのは，白血病などの場合です。
　Ｔ子さんと連絡がとれずやきもきして待っていましたが，やっと来院したＴ子さんは，病院で精密検査を受けるよう勧める私に，パートのお店を休むと首になるから病院に行かれないというのです。お金もないから当院での再検査も来月にしてくれといわれ，こちらが暗澹たる気持ちになりました。とりあえず鉄欠乏の状態だったので，貧血治療の鉄剤を出して，翌月の来院を待ちました。その長かったこと。
　２回目の採血でも，骨髄細胞はもっとたくさん出ていて，普通なら即入院です。お金がないなら，生活保護を受ければ医療費がタダだからと説得したら，「死んでも生活保護は受けたくない」というのです。押し問答になりました。
　白血病となったら，骨髄移植が一番の治療法とされています。しかし骨髄を提供してくれるドナーと白血球のタイプがある程度合わないと成功しないので，そのタイプを調べるのに，貰うほうがお金を出すのですが，保険ではそのお金が出ないので40万円くらい必要です。ドナーが見つかったとしても，色々含めて300万円くらいかかるそうです。骨髄移植は慶應病院の成功率が高いのですが済生会病院ならお金がなくてもやってくれるだろうかとか，知りあいの医者に聞いて回りました。

次の月も鉄剤だけはもらいに来ました。いつ倒れるかとＴ子さんのことがずっと頭を離れませんでした。
　ところが通院始めてから6か月目に何回目かの検査をしたら，何と貧血も血液像もすっかり治っているではありませんか。こざっぱりして顔にも生気が戻っています。鉄剤で白血病が治るわけもなく，首をひねることになりました。

　ウイルス感染の時に，白血病まがいの血液像を呈することがあり，類白血病反応といいます。ＥＢウイルス感染などでみられます。しかし，約4週間で収まるはずです。ではがんの転移か，結核による類白血病反応か？　貧血もひどかったので，再生不良性貧血か？　しかし白血球は1万を越していたし……。白血病の前段階の骨髄異形成症候群か？　市川団十郎の闘病で有名になった病気です。骨髄穿刺をすれば診断は一目瞭然だったのですが，それもしなかったので不思議な経過の患者さんは私の頭を混乱させました。

　自然環境の中でも動物たちが思いもよらない死を遂げることが報告されます。北海のアザラシ大量死は，海の汚染がひど過ぎて免疫系が弱り，ウイルス感染に負けたのであろうということになりました。カエルが知らないうちに姿を消してしまったのも環境汚染のせいのようです。これからは人間社会の中にも環境破壊による病気が忍び寄るでしょう。今の医学の進歩は目覚ましいですが，それでもよくわからない経過をたどり，医学常識で診断がつかない患者さんが増えるのではないかと空恐ろしくなります。加えて，薬剤，サプリメント，食品添加物など，個人でもやたらに摂取すると医者が診断できなくて手遅れになる病気になりかねません。

　Ｔ子さんは幸いにも正常になり，あんなに嫌がった生活保護にもお世話にならず働いています。元気になった顔をしげしげ眺めると，病気の時には想像もつかなかった美人であることがわかりました。私にとっては奇跡の生還と思える患者さんでした。

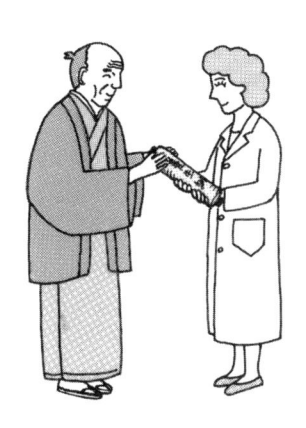

まとめ
現代『食の養生訓』

江戸時代に生きた貝原益軒（1630—1714）は、医学を学んだとはいえ、近代医学によるような実証実験もしないのに、健康を保つための的確なアドバイスをしています。

　そして、益軒自身も奥さんも病弱であったというのに、自ら「養生訓」を実践して晩年になっても九州から都見物に来るくらい元気で過ごしたそうです。50歳を超えれば長生きといわれた時代に85歳まで生きたのはすごいことです。

　益軒も言っているように健康を保つためには、日々の努力が絶対必要です。現代はまた違った意味で努力が難しい時代ですが、ぜひ、心掛けていただきたくて、菅沼安嬉子の『食の養生訓』を作ってみました。

- **毎日3回食べましょう。2食や1食だと太ります。朝食抜きだと午前中の効率が落ちます。**同じカロリーでも摂取回数が少ないほど体重は増加することが動物実験で分かっています。また、朝食を抜くと血糖が落ちて脳のエネルギー不足になり集中力がなくなります。勉強、仕事の効率がよくなるよう3食きちんと食べましょう。

- **朝はしっかり、昼はほどほどに、夜は少なく食べてください。**朝をしっかり食べて午前中を頑張りましょう。夜にたくさん食べると寝ているうちに脂肪細胞に蓄積されます。遅く食べてすぐ寝るのも太るもとです。痩せたいと思ったら夜は主食を抜くといいでしょう。

- **毎食に、肉、魚、卵、乳製品、大豆のどれかでタンパク質を摂り、その3倍の野菜を食べましょう。** バランスよく栄養をとるのが健康維持の秘訣。肉や魚の容積でみて、およそその3倍の野菜を摂るよう心掛けるといいでしょう。野菜の色はカラフルに！赤、緑、黄色、白を揃えましょう。栄養素も揃います。

- **よく噛んで食べると消化もいいし、ボケ防止にも！ 歯を大事にしましょう。** 噛むことで消化酵素の分泌もよくなり、吸収を促進します。また、噛むと機械的刺激が脳に伝わり、脳細胞を活性化することが分かっています。一生自分の歯で噛めるように歯の手入れを怠らないでください。野菜ジュースでは、消化酵素の出る暇もなく、脳にも刺激が行きません。なるべく野菜そのものを。

- **料理の味付けは薄味で、塩分1日6gが目標！ 塩分と油の少ない和食が理想。** 塩分6gはかなり薄味ですが、高血圧予防、胃がん予防、心臓保護になります。和食は油の使用が少なく理想的です。ただし、和食でもてんぷらは月1〜2回程度に。それも少量。

- **人体を建物に例えて、骨は鉄筋コンクリート、血管は電気、ガス、水道を通す配管、筋肉、皮膚は壁と考えてみてください。どれがボロボロになっても地震で壊れます。** 長生きをしようと思っても、体が弱っては楽しくありません。骨梁（鉄筋）はタンパク質で、骨基質（コンクリート）はカルシウムで、血管（配管）は十分なタンパク質と少量のコレステロールで、筋肉（外壁、壁）にはタンパク質を補給していつも鍛えましょう。もちろんビタミン、微量元素も必要です。

● **低カロリーは長生きのもと。栄養をバランスよくしっかり摂りつつカロリーを下げるとメタボ予防とアンチエイジング。**
30歳過ぎたら低カロリーを心掛けること。いまビジネスマンはその逆をやっています。30歳以降は代謝が落ちるのでエネルギー消費が少なくなります。運動も減るのに、学生時代と同じように食べるとメタボリックシンドロームに。そしてメタボリックドミノが倒れ始めます。20歳の体重を保ってください。

● **食後30分で歩くとベストです。食後高血糖予防に最適。**
貝原益軒の養生訓にも食後歩けと書いてあります。食後寝なくてはいけないのは腎臓病の人のみ。特に生活習慣病のメタボリック予防には食後体を動かすのが一番。高血糖で血管がやられるのを防ぎます。運動で循環もよくなり動脈硬化予防にもなります。

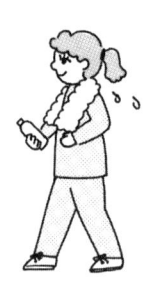

● **お酒は楽しく！　1日にビールなら1本、日本酒1合、焼酎は1/2合のどれかくらいが最適。タバコと一緒にお酒を飲んではいけません。** 日本酒2合まではいいと言われていますが、アセトアルデヒドは体に猛毒です。お酒に弱い人と女性は半分が安全です。タバコの発がん物質とアセトアルデヒドの発がん性が合体すると効率よくがん発生。

● **健康に良い不飽和脂肪酸も酸化すると体を攻撃！　古くなった油や油ものの再加熱は酸化するので危険です。魚も古いと酸化します。** 酸化すると体内で過酸化脂質になり動脈硬化。料理したものはすぐ食べるのが基本。再加熱は電子レンジも同じ。魚の干物は酸化していると思ってください。動脈硬化に良いとさ

れる不飽和脂肪酸の DHA、EPA が多いイワシも酸化したら逆効果になります。魚臭くなると発がん物質の二級アミンも増加。なんでも新鮮なうちに食べれば食中毒も防げるでしょう。

● **食べていけないものは、こげたもの、カビ、食品添加物。**
こげたものは発がん性物質に変化。カビも発がん性物質が多いと思ってください。食品添加物の害は人体実験中。人体実験には加わらないほうがいいと思います。

● **「まごは（わ）やさしい」でがんの予防ができます。**
ま（豆類）ご（ゴマ）わ（ワカメ、海草類）や（野菜）さ（魚）し（椎茸、キノコ類）い（イモ類）が、現在食品でがんの予防に働くと言われています。毎日食べている人にはがんが少ないとの統計もあるので、特にがん家系の人は実践することをお勧めします。孫は毎日やさしいと嬉しいですね。

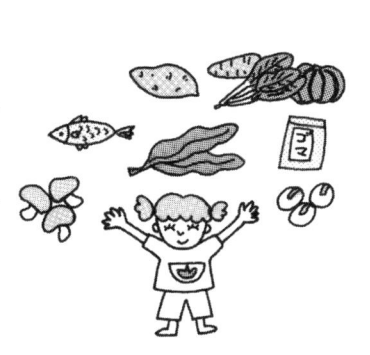

● **過激なグルメは危ない！　野生動物の肉を生焼けで食べない。淡水魚を生で食べない。寄生虫が入り込むと駆除は大苦労。**
イノシシ、シカその他、野生動物の肉をレアで食べてはいけません。寄生虫がいます。レストランで野生肉を頼んで生で出てきたら、もう一度良く火を通してもらってください。淡水魚の刺身にも寄生虫が一杯。どじょうの踊り食いも邪道。命をかけてゲテモノを食べないように。

● **可能な限り農薬や化学物質の汚染がない食材を選ぶのが理想。**
現在食べている食品の、農薬、添加物をまったくゼロにするのは無理ですが、可能な限り口に入れるのを減らしましょう。特に成長するまでの子どもを守るために、できる限り手作りの料理を作ってください。

● **肉の脂身や、魚の脂や内臓には化学物質がたくさんあると思って警戒してください。脂身を捨てればカロリーも減らせます。**化学物質は脂肪親和性です。肉や魚の内臓や脂肪組織にはそれらが肉の赤身や魚の白身の300倍くらい多く含まれていると思ってください。好んで毒を食べないことです。霜降り肉を好きな人は好みを変えてください。脂身や内臓は捨ててください。

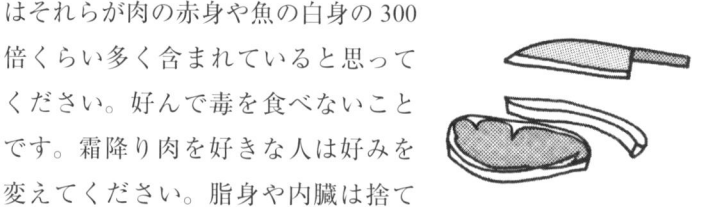

● **1日30品目以上を食べて化学物質の危険を分散しましょう。**偏って同じものばかり食べていて、そこに悪いものが入っていると命取りになることもあるので、分散して食べることが勧められています。同じ地域、同じ会社の製品に偏ったもので、水俣病、森永ヒ素ミルク事件、カネミ油症事件が起きたことを忘れないでください。

● **野菜はよく水洗いして農薬や大気汚染物質を落としてください。**よく洗うことで表面の農薬や空から落ちてくる汚染物質が減ることがわかっています。無農薬有機農法の野菜でもなるべく洗ってください。

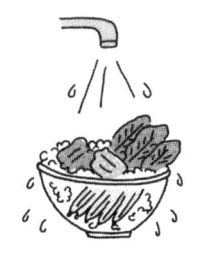

- **お茶は一度お湯を捨てると農薬が少し減るでしょう。**
  お茶は毎日飲むので、残留農薬が心配なら、1回お湯を捨てましょう。がん予防に1日7杯以上飲む人はできるだけ農薬の害も避けなくては意味がありません。

- **プラスチック容器は環境ホルモン要注意！　電子レンジに入れる時は食べ物を陶器やガラス器に移して温める。サランラップも電子レンジ禁。**プラスチック、サランラップなどから環境ホルモンが溶け出すことがわかっています。特に加熱すると溶けだしは多くなるので、加熱のときはガラスや陶磁器の器に移すか鍋で温めるのが安全です。特に若い人は気をつけなくてはなりません。コンビニのお弁当をレンジで温めるのは心配です。

- **食品の表示は必ず読みましょう。食物アレルギーの人でなくても内容に関心を持ってください。**バラ売りの食品ではわかりませんが、パックの裏には食品の情報が書かれています。隠れた情報はわからないにしても、何も見ないで買うのは羅針盤なしの航海のようなものです。かならず表示を見る習慣をつけてください。日本人は賞味期限だけにこだわり過ぎです。

- **サプリメントを摂る場合、過剰にならないように気を付けてください。まがい物の健康食品にも騙されないようにご注意を！**
  足りない栄養素を補うのがサプリメントですが、病気などでまったく食べられない人以外は、過剰のほうが問題になります。理論的には体に重要な栄養素でも過剰の副作用はあるので少なめに飲むことをお勧めします。中に入っている不純物の害で命を落とす事件もあるので何にでも手を出すのは危険です。死んだとしても自己責任です。

● **なるべくお弁当を作って持って行きましょう。**お弁当は添加物だけでなく、カロリーも減らせて健康的。外のお弁当のほうが安い場合がありますが、安いものには危険もつきもの！　それに手作りのお弁当は家族の絆が強まりますよ。

● **よく勉強して食品に潜んでいる危険を察知してください。**本当に理解しないと「いまそこにある危機」が察知できないものです。マスコミや他人の話に惑わされず、自分で判断しましょう。そのためには大人になっても勉強しなくてはなりません。健康が大事だと思う人は、自分の健康に投資してください。実際、一生健康に過ごす人と、病気で医者通いする人では、お金にも幸福にも差がつきます。

● **子どもが小さい時から母親の手作り料理を食べさせてください。小さい時に病気予防の味を覚えさせるのが一生の健康につながるでしょう。**「三つ子の魂百まで」の例えのように、人は３歳までの味を一生忘れません。年を取って減塩食と言われても苦痛ですが、子どもの時から薄味で育てば何の苦労もありません。同じように、生活習慣病予防や、発がん物質を避ける食事を食べさせていれば自然と健康に悪い食べ物を警戒するようになるでしょう。そして、女の子だけでなく、男の子にも料理をやらせて興味を持たせてください。食べることは生きる基本です。

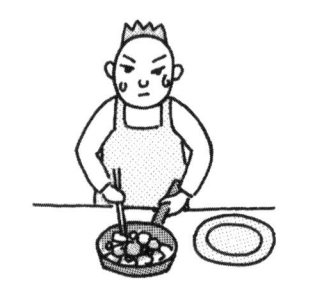

巻末資料

資料 1 ● 栄養素について

1 糖質

C（炭素），H（水素），O（酸素）の結合体
多糖類：ブドウ糖が多数結合したデンプンやグリコーゲン
二糖類：蔗糖＝果糖＋ブドウ糖（甘味 100）
　　　　乳糖＝ブドウ糖＋ガラクトース（甘味 16）
　　　　麦芽糖＝二分子のブドウ糖（甘味 33）
単糖類：ブドウ糖（甘味 74）
　　　　果糖（甘味 173）
　　　　ガラクトース（甘味 33）

* TCA（トリカルボン酸）サイクルでATP（アデノシントリフォスフェート）を産生してエネルギー源とする
* エネルギー消費を上回った時はグリコーゲン（肝臓　5〜8％）
  筋肉（0.7〜0.9％）残りは脂肪に合成
* 脳，神経のエネルギーはブドウ糖とケトン体のみ

1グルコースからATPを38個産生
　　　　　　解糖系　　　　　　　　　2分子
　　　　　　TCAサイクル，電子伝達系　36分子

$C_6H_{12}O_6 + 6H_2O \rightarrow 6CO_2 + 12H_2O + 688kcal$　　1ATP=8kcal

$$\frac{8 \times 38}{688} \fallingdotseq 0.44$$　エネルギー効率　44％
　　　　　　　　　　　（工業系と比較すると格段に高い効率）

炭水化物は糖質と繊維より成る　加水分解で糖質に変化
食物摂取による全エネルギーの55〜60％を糖質によるのが適当

2 脂質

有機溶剤に溶け脂肪酸を含み，生体に利用される物質の総称
（中性脂肪，リン脂質，糖脂質，ステロール）
　構成は炭素，水素が多く酸素は少ない

役割からの分類
　貯蔵脂質：中性脂肪
　機能脂質：リン脂質，糖脂質，ステロール

形状からの分類
　　　個体：分子中に二重結合を含まない飽和脂肪酸
　　　　　　　酪酸，カプリル酸，パルミチン酸，ステアリン酸，グリセロール
　　　液体：分子中に二重結合を含む不飽和脂肪酸
　　　　　　　オレイン酸（二重結合1個），リノール酸（2個），リノレン酸（3個），
　　　　　　　アラキドン酸（4個）
　　　生体内での働きからの分類（主なもの）
　　　　　　　コレステロール，リン脂質，糖脂質は生体膜，脳神経組織を構成する
　　　　　　　コレステロールはビタミンD，副腎皮質ホルモン，性ホルモンの前駆体，
　　　　　　　　胆汁酸の成分となる
　　　　　　　リノール酸，リノレン酸，アラキドン酸は各種プロスタグランデンの
　　　　　　　前駆体になる

＊脂溶性ビタミンの消化，吸収を促す
＊糖質よりビタミン B_1 の消費を節約

総エネルギーの20～30％が適当とされる
植物性：動物性＝2：1の割合で摂取が理想的

3　タンパク質

C，H，O，の他に16％のN（窒素）と少量のS（イオウ）を含む
20種類のアミノ酸の様々な比率と量で結合した高分子化合物

　　必須アミノ酸：体内で合成できないので食品から摂取する必要がある
　　　　　　　　　　バリン，ロイシン，イソロイシン，メチオニン，スレオニン，
　　　　　　　　　　リジン，トリプトファン，フェニールアラニン
　　　　　　　　　　計8種類　　幼児はヒスチジンも必要で計9種類
　　準必須アミノ酸：体内合成が十分でない　アルギニン
　　そ　の　他：グリシン，アラニン，グルタミン，セリン，チロシン，
　　　　　　　　　アスパラギン，グルタミン，アスパラギン酸，システイン，
　　　　　　　　　プロリン

20種類のアミノ酸の組み合わせで生体に必要な10万個のタンパク質を作る

DNAの塩基3個でひとつのタンパク質を合成するよう指令
タンパク質は人体の固形成分の54％を占める
ほとんどすべての組織が構造タンパク質，機能タンパク質を含んでいる

必要量
成長期：総エネルギーの 13 ～ 15%
成人期：総エネルギーの 12 ～ 14%

現在日本人の平均タンパク質摂取量　約 80g/ 日

栄養価
生物価：どれだけ体タンパク質に利用されたか

$$\frac{体内保留窒素}{体内吸収窒素} \times 100$$

化学価：$\dfrac{食品タンパク質中の各必須アミノ酸含量}{比較基準タンパク質中のそれぞれの価} \times 100$

最も低い%値のアミノ酸を第一制限アミノ酸
必須アミノ酸含量が少ないと一番低いアミノ酸の基準でしか体内利用ができない

4　ビタミン

非常に微量で体の反応を促進させる補酵素の役目をする
欠乏すると様々な病気になるので食品などから補う必要がある

水溶性ビタミン：B_1（チアミン），B_2（リボフラビン），B_6（ピリドキシン），
　　　　　　　　B_{12}（シアノコバラミン），C（アスコルビン酸），ナイアシン（ニコチン酸），葉酸（プテロイルグルタミン酸），ビオチン，パントテン酸
脂溶性ビタミン：A（カロテン，レチノール）D（コレカルシフェロール，エルゴカルシフェロール），E（トコフェロール），K（メナジオン）

（働きはサプリメントの章　参照）

5　ミネラル（無機質）

生体を構成する元素は約 20 種類
5 種類の主要元素 C（炭素）H（水素）O（酸素）N（窒素）S（硫黄）を助ける微量元素をミネラルと総称　15 種類
体の構成，機能に必要で外から補う必要がある

微量元素：Ca（カルシウム），P（リン），K（カリウム）Mg（マグネシウム），
　　　　　Na（ナトリウム），Cl（クロール），Fe(鉄)，Cu（銅），Zn（亜鉛），
　　　　　Co（コバルト），I（ヨード），Mn（マンガン），Se（セレン），
　　　　　Mo（モリブデン），Cr（クロム）　　　（働きはサプリメントの章　参照）

6　食物繊維

食品中に含まれるが消化されず生体に吸収されない物質の総称

　水溶性：アルギン酸（昆布，ワカメに含まれ，腸でナトリウムを吸着）
　　　　　マンナン（コンニャク，山芋，里芋に含まれ，腸でコレステロールを吸着）
　　　　　ペクチン（かんきつ類,果物,トマトに含まれ，腸でコレステロールを吸着）
　非水溶性：セルロース，ヘミセルロース（果物,野菜,芋に含まれ腸で発がん物質吸着）
　　　　　イヌリン（キクイモ，ゴボウに含まれ，腸で発がん物質吸着）

＊多すぎるとカルシウム，鉄など必要なミネラルも吸着して吸収を妨げる恐れがある

7　4つの食品群

Ⅰ群：乳，乳製品，卵
　　　良質タンパク質，脂質，カルシウム，ビタミンA，B_2 を含む
Ⅱ群：魚介，肉，豆，豆製品
　　　良質タンパク質，脂質，ビタミンA，B_1，B_2，カルシウムを含む
Ⅲ群：野菜，イモ，果物
　　　カロテン，ビタミンC，無機質，食物繊維を含む
Ⅳ群：穀類，砂糖，油脂
　　　糖質，タンパク質，脂質を含む

カロリー
　　　1カロリー：14.5℃の水を1℃上昇させるエネルギー
　　　1キロカロリーは1カロリーの1,000倍＝4.18キロジュール

　　　食品でカロリーと表示があるのはキロカロリーを指す
　　　諸外国はジュールを使用

タンパク質　4kcal/g
糖　　質　4kcal/g
脂　　質　9kcal/g

資料2 ● 食べ物と薬の飲み合わせで注意が必要なもの

1　アルコール

* 併用禁忌　絶対一緒に飲んではいけない

　習慣性中毒用剤：シアナマイド（三菱ウェルファーマ＝吉富），
　　　　　　　　　　ノックビン（三菱ウェルファーマ＝吉富）
　代謝拮抗剤　：ミフロール（バイエル）
　腫瘍用剤　　：塩酸プロカルバジン（中外）
　抗菌剤　　　：サンセファール（アステラス）

* 併用注意薬剤は多岐にわたる
　原則としてアルコールは薬と一緒の服用を避ける
　中枢神経抑制，ねむけ，注意力低下，相互作用増強，呼吸抑制，低血圧など

　睡眠鎮静剤，抗不安薬：イソミタール（日本新薬），コンスタン（武田），ユーロジン（武田），ベノジール（協和発酵），リスミー（塩野義），セレナール（第一三共），ドラール（三菱ウェルファーマ＝吉富薬品），セパゾン（第一三共），メンドン（アボット），コントール（武田），セルシン（武田），臭化カリウム（山善），プロカル（大塚製薬），臭化ナトリウム（山善），マイスリー（アステラス），アイオナール・ナトリウム（日医工），アモバン（中外），三菱ウェルファーマ＝吉富），ハルシオン（ファイザー），トリクロレール（アルフレッサファーマ），ネルボン（（第一三共），エリミン（大日本住友），バルビタール（各社），ソメリン（第一三共），フェノバルビタール（各社），セダブランコーワ（興和創薬），エリスパン（大日本住友），コレミナール（沢井，三菱ウェルファーマ），レスタス（オルガノン，万有），サイレース（エーザイ），レンドルミン（日本ベーリンガー），レキソタン（エーザイ），ブロムワレリル尿素（各社），ラボナ（田辺），抱水クロラール「ホエイ」（メルク），レスミット（塩野義），ドルミカム（アステラス），メレックス（第一三共），メイラックス（明治製菓），ワイパックス（ワイス＝武田），エバミール（バイエル）

　抗てんかん薬：テグレトール（ノバルティス），ランドセン（大日本住友），マイスタン（大日本住友，アルフレッサファーマ），ヒダントールD・E・F（第一三共），プリミドン（大日本住友）

　解熱鎮痛消炎剤：アスピリン（各社），E・A・C（大正富山），トラマール（日本新薬），レペタン（大塚製薬），ペンタジン（第一三共），セダペイン（日医工），スタドール（ブリストル・マイヤーズ），オベロン（日本新薬），SG顆粒（塩野義），カロナール（昭和薬化），ミグリステン（塩野義）

　抗パーキンソン剤：エフピー（エフピー），ドミン（日本ベーリンガー），ビ・シフロール（日本ベーリンガー），パーロデル（ノバルティス）

精神神経薬：アモキサン（ワイス＝武田），エビリファイ（大塚製薬），デパス（三菱ウェルファーマ＝吉富），トリプタノール（万有），トフラニール（ノバルティス），デフェクトン（三菱ウェルファーマ＝吉富），クロフェクトン（三菱ウェルファーマ＝吉富），アナフラニール（アルフレッサファーマ），クロルプロマジン塩酸塩（各社），ベゲタミン（塩野義），バルネチール（大日本住友，バイエル），ジェイゾロフト（ファイザー），グラマリール（アステラス），プロチアデン（科研，日医工），レスリン（オルガノン），ノリトレン（大日本住友），パキシル（ＧＳＫ），アタラックス（ファイザー），プロピタン（エーザイ），ルーラン（大日本住友），ルジオミール（ノバルティス），テトラミド（第一三共），トレドミン（旭化成ファーマ，ヤンセン），リタリン（ノバルティス），クレミン（三菱ウェルファーマ＝吉富），ルバトレン（アステラス），アンプリット（第一三共），ジプレキサ（リリー），リーゼ（三菱ウェルファーマ＝吉富），スピロピタン（エーザイ），ドグマチール（アステラス），ロドピン（アステラス），トロペロン（第一三共，三菱ウェルファーマ＝吉富），ハロマンス（大日本住友），フルデカシン（三菱ウェルファーマ＝吉富），エミレース（アステラス），アタラックスＰ（ファイザー），セレネース（大日本住友），オーラップ（アステラス），セロクエル（アステラス），ニューレプチル（塩野義），インプロメン（三菱ウェルファーマ＝吉富），トリラホン（共和），テシプール（持田），トリフロペラジン（三菱ウェルファーマ＝吉富），スルモンチール（塩野義），フルメジン（三菱ウェルファーマ＝吉富），デプロメール（明治製菓），ノバミン内用（塩野義），ピーゼットシー（三菱ウェルファーマ＝吉富），ヒルナミン（塩野義），リスパダール（ヤンセン）

総合感冒薬：ＰＬ顆粒・幼児用（塩野義），ペレックス顆粒・1/6顆粒（大鵬）

中枢神経系薬：テルロン（バイエル），サノレックス（ノバルティス）

骨格筋弛緩剤：リンラキサー（大正富山），スパントール（ケミファ），ロキシーン（日医工），ロバキシン（武田）

自律神経剤：グランダキシン（持田），トランコロンＰ（アステラス）

鎮痙剤：テルネリン（ノバルティス），ギャバロン（第一三共）

鎮暈剤：トラベルミン（エーザイ），ドラマミン（ファイザー）

不整脈用剤：インデラル（アストラゼネカ）

利尿剤：バイカロン（三菱ウェルファーマ），ハイグロトン（ノバルティス），フルイトラン（塩野義），ダイクロトライド（万有），ベハイド（杏林）

血圧降下剤：ナトリックス（大日本住友），カタプレス（日本ベーリンガー），ワイテンス（アルフレッサファーマ），ノルモナール（エーザイ），アレステン（日本新薬），エシドライ（ノバルティス），プレミネント（万有）

血管拡張剤：ニトロペン（日本化薬），亜硝酸アミル（第一三共），ニトロール（エーザイ）

循環器用剤：エコナール（三菱ウェルファーマ）

鎮咳剤：アストフィリン（エーザイ），アストーマ（日医工），フスコデ（アボット），強力セキールシロップ（日医工），ネオアス（鳥居），カフコデ（メルク），セキール（日医工），アストモリジンＤ・Ｍ（マルホ），アスゲン（アスゲン），アスドリン（鳥居）

鎮咳去たん剤：濃厚ブロチンコデイン（第一三共），セキコデ（大日本住友），オピセゾールコデイン（三和化学，日医工），コデインリン酸塩（各社），ジヒドロコデインリン酸塩（各社）

副腎ホルモン剤：セレスタミン（シェリング・プラウ）

ビタミン剤：複合Ｄ・Ｍ（同仁）

血液凝固阻止剤：ワーファリン（エーザイ）

習慣性中毒用剤：シアナマイド（三菱ウェルファーマ＝吉富）

抗腫瘍剤：タキソール（ブリストル・マイヤーズ）

抗ヒスタミン剤：ハイスタミン（エーザイ），レスタミンコーワ（興和創薬），レスカルミン（日新，山形），ペリアクチン（万有），ピレチア（塩野義），ホモクロミン（エーザイ），ベネン（佐藤製薬），ポララミン（シェリング プラウ），アリメジン（第一三共），レスタミンＡコーワ（興和創薬），プロコン（日本新薬），タベジール（ノバルティス），ゼスラン（旭化成ファーマ）

抗アレルギー剤：セルテクト（協和発酵），ザジテン（ノバルティス），レミカット（興和創薬）

抗菌抗生剤：スルペラゾン（ファイザー），セフォペラジン（大正富山），トミポラン（大正富山），メイセリン（明治製菓，沢井），ベストコール（武田），セフメタゾン（第一三共），シオマリン（塩野義），サイクロセリン（明治製菓）

抗カビ剤：ポンシルＦＰ（武田）

合成抗菌剤：ザイボックス（ファイザー）

　　抗ウイルス剤：ザイアジェン（ＧＳＫ），エプジコム（ＧＳＫ），ヴァイデックス（ブリストル・マイヤーズ）

　　抗原虫薬：メファキン「ヒサミツ」（久光），ハイシジン（富士製薬），フラジール（塩野義）

　　あへんアルカロイド系麻薬：アヘン（第一三共，武田），オピアト（第一三共，田辺），オピスコ（第一三共，田辺），ドーフル（第一三共，武田，大日本住友），パンオピン（武田），塩酸エチルモルヒネ（第一三共），モルヒネ塩酸塩水和物（各社），オキシコンチン（塩野義），パビナール（武田），パビナール・アトロピン（武田），メテバニール（第一三共），モヒアト（第一三共，武田，田辺），ＭＳコンチン（塩野義）

　　合成麻薬：オピスタン（田辺），ペチロルファン（武田），デュロテップハッチ（協和発酵），アルチバ（ヤンセン）

２　グレープフルーツ

薬の代謝に関与するチトクローム P450(CYP3A4) をグレープフルーツのなかの成分が抑制して薬の分解を遅らせるとされている

　　抗てんかん薬：テグレトール（ノバルティス）

　　精神神経用薬：オーラップ（アステラス），ロナセン（大日本住友）

　　血圧降下剤：ニバジール（アステラス），サプレスタ（大鵬薬品），ランデル（ゼリア，塩野義），セララ（ファイザー），ムノバール（サノフィ・アベンティス），スプレンジール（アストラゼネカ），ヒポカ（アステラス），カルブロック（第一三共），カルスロット（武田），アテレック（持田），シナロング（キッセイ），ペルジピン（アステラス），ニコデール（バイエル）

　　血管収縮剤：レルパックス（ファイザー）

　　血管拡張剤：コニール（協和発酵キリン），ワソラン（エーザイ，アボット），バイミカート（バイエル），バイロテンシン（田辺三菱），アダラート（バイエル）

　　脂質異常症剤：リポバス（万有），リピトール（アステラス）

　　循環器用薬：トラクリア（アクテリオン）

　　泌尿器用剤：シアリス（イーライリリー）

血液・体液用薬：プレタール（大塚製薬）

代謝性用剤：サンディミュン，ネオーラル（ノバルティス），レグパラ（協和発酵キリン），プログラフ（アステラス），サーテイカン（ノバルティス）

抗腫瘍剤：カンプト（ヤクルト），トポテシン（第一三共），アムノレイク（日本新薬），イレッサ（アストラゼネカ），スーテント（ファイザー），グリベック（ノバルティス）

抗ウイルス薬：インビラーゼ（中外）

3 カフェイン（日本茶，コーヒー，紅茶，ウーロン茶）

薬との併用で中枢神経刺激作用が増強される

中枢神経用剤：リルテック（サノフィ・アベンティス）

抗めまい用剤：トラベルミン（エーザイ）

強心剤：キサンチン製剤（各社），ネオフィリン（エーザイ），ネオフィリンM（エーザイ），テオコリン（エーザイ），モノフィリン（日医工）

鎮咳剤：アストーマ（日医工），カフコデN（メルク），アストフィリン（エーザイ），アストモリジンM，D（マルホ），アスゲン（アスゲン）

気管支拡張剤：アニスーマ（長生堂），テオドール（三菱ウェルファーマ），ユニフィルLA（大塚製薬）

禁煙補助剤：ニコチネルTTS（ノバルティス）

アデノシン：アデノスキャン（第一三共）

4 タンニン（日本茶，コーヒー，紅茶，ウーロン茶）

鉄剤の吸収を妨げるとされているが現在は薬剤の鉄含量が多いので同時に飲んでも構わないとされている。心配の場合は2時間ほど間をおく

鉄剤：フェロミア（エーザイ），フェルム（日医工），インクレミン（アルフレッサファーマ），スローフィー（ノバルティス），フェロ・グラデュメット（アボット）

精神神経用薬：リスパダール内用液（ヤンセン）

5　納豆，青汁，クロレラ

含有するビタミンKが血液凝固阻止と拮抗するので禁忌

　　血液凝固阻止剤：ワーファリン（エーザイ）　ワーファリンは薬の安全域が狭い

6　牛乳，乳製品

血中カルシウム濃度が上昇して，薬の作用が増強したり減弱したりする
大量の牛乳と飲むことを避ける．特に強心剤は要注意

　　強心剤：ジゴシン（中外），ラニラピッド（中外），ジギトキシン（塩野義），ジギラノゲンC（アイロム）

　　循環器用薬：カルタン（メルク，扶桑），カリエード（小野薬品），カリメート（興和創薬），ケイキサレート（鳥居），カリセラムーNA末（扶桑）

　　消化性潰瘍薬：キャベジンUコーワ（興和創薬），コランチル（塩野義）

　　健胃消化薬：S・M散（第一三共），M・M散（日新：山形），つくしA・M散（大正富山），FX散（扶桑）

　　制酸剤：サモールN（メルク），酸化マグネシウム（各社），炭酸マグネシウム（各社），炭酸水素ナトリウム（各社），マーロックス懸濁内服用（アステラス），ミルマグ（共和）

　　下剤，浣腸用：セチロ（ジェイドルフ，三菱ウェルファーマ，東和薬品）

　　その他消化器用剤：コロネル（アステラス），ポリフル（アボット），トコンシロップ（ツムラ）

　　皮膚科用剤：オキサロール（マルホ），ボンアルファハイ（帝人ファーマ，佐藤製薬）

　　ビタミンA剤，D剤：アルファロール（中外），ワンアルファ（帝人ファーマ），ロカルトロール（中外，杏林，キリンファーマ），フルスタン（キッセイ），ホーネル（大正富山），チガソン（中外）

　　カルシウム剤：塩化カルシウム（各社）

　　代謝性医薬：フォッサマック（万有），ボナロン（帝人ファーマ），アクトネル（エーザイ），ベネット（武田），ダイドロネル（大日本住友）

　　アルキル化剤：エストラサイト（日本新薬）

抗生剤抗菌剤　：アクロマイシンV（ポーラファルマ），レダマイシン（ポーラファルマ），ビブラマイシン（ファイザー），ミノマイシン（ワイス−武田），オゼックス（大正富山），トスキサシン（アボット），バクシダール（杏林，日清キョーリン），シプロキサン（バイエル），スオード（明治製菓）

7　炭酸飲料

効果が減弱する

　　精神神経用薬：リスパダール（ヤンセン）

　　消化器用剤：トコンシロップ（ツムラ）

8　ビタミンA

過剰症や副作用増強

　　ビタミンAおよびD剤：チガソン（中外）

　　抗腫瘍剤：タキソール（ブリストル・マイヤーズ），ベサノイド（中外）

　　抗生剤：ミノマイシン（ワイス−武田）

9　ビタミンC

　　利尿剤：ダイアモックス（三和化学）　腎，尿路結石

　　解毒剤：デスフェラール（ノバルティス）　心機能低下

10　セント・ジョーンズ・ワート（セイヨウオトギリソウ）

セイヨウオトギリソウの肝臓代謝酵素亢進作用により薬の代謝が進み，薬の効果が減弱する
病気にとって重要な薬が多いので健康に良いと言われても下記の薬を服用中の人はやめたほうが良い
うつ病に効果があるとされるサプリメントや健康食品の中に入っていることがあるので注意が必要である　　例「サプリdeゆったり」「晴れ晴れ生活」など

　　睡眠鎮静剤：フェノバール（第一三共）

　　抗てんかん薬：テグレトール（ノバルティス），アレビアチン（大日本住友），複合アレビアチン（大日本住友），ヒダントールD．E．F（第一三共）

精神神経薬：パキシル（GSK），トリプタノール（万有）

強心剤：ネオフィリン（エーザイ），テオコリン（エーザイ），ジギトキシン（塩野義），ジゴシン（中外），ラニラピッド（中外），ジギラノゲンC（アイロム）

不整脈用剤：アンカロン（サノフィ・アベンティス），プロノン（トーアエイヨー），リドカイン静注用2％シリンジ（テルモ），リスモダン（中外），硫酸キニジン（メルク）

血管収縮剤：レルパックス（ファイザー）

循環用剤：トラクリア（アクテリオン）

気管支拡張剤：テオドール（三菱ウェルファーマ），ユニフィルＬＡ（大塚製薬）

卵胞ホルモンおよび黄体ホルモン剤：エストラダーム（キッセイ）

避妊薬：オーソ777（持田），オーソM（持田），ノリニールT（科研），シンフェーズT（ツムラ），トリキュラー（バイエル），トライディオール（ワイス―武田），アンジュ（あすか），マーベロン（日本オルガノ）

血液凝固阻止剤：ワーファリン（エーザイ）

代謝性医薬品：サンディミュン（ノバルティス），ネオーラル（ノバルティス），プログラフ（アステラス），サーティカン（ノバルティス）

抗腫瘍製剤：カンプト（ヤクルト），トポテシン（第一三共），アムノレイク（日本新薬），イレッサ（アストラゼネカ），グリベック（ノバルティス）

カビ用薬：ブイフェンド（ファイザー）

抗ウイルス薬：ストックリン（万有），フォートベイス（中外），ビラミューン（日本ベーリンガー），レクシバァ（GSK），インビラーゼ（中外），レスクリプター（第一三共），ビラセプト（中外，鳥居），クリキシバン（万有），ノービア（アボット），レイアタッツ（ブリストル・マイヤーズ），カレトラ（アボット）

以上，株式会社メディセオ・パルタック・ホールディングス学術情報部が平成19年4月版の保険薬事典，各添付文書を参考に作成した資料（平成19年8月分，平成20年10月分）から引用

資料3 ● 食品に使われている食品添加物と害

1 食パン	食品製造用剤	臭素酸カリウム： 　中枢神経麻痺，下痢，嘔吐，ラットの実験で肝臓がん
	乳化剤	グリセリン脂肪酸エステル： 　ラットで体重減少，肝重量増加，腎臓石灰化 蔗糖脂肪酸エステル　ソルビタン脂肪酸エステル
	品質改良剤	ステアロイル乳酸カルシウム：動物実験で発育遅滞，脂肪肉芽腫 システイン：発育阻害，肝，腎障害　アスコルビン酸
	保存料	プロピオン酸カルシウム：目，粘膜，皮膚刺激 焼き型に塗る流動パラフィン： 　大量摂取で下痢，長期間摂取で消化器障害
	小麦粉改良剤	過酸化ベンゾイル
	その他菓子パンには色素や防腐剤 ＊臭素酸カリウムはトーストで加熱すると分解	
2 豆腐	凝固剤	塩化マグネシウム 硫酸カルシウム グルコノデルタラクトン：分解して発がん性
	品質改良剤	ポリリン酸：動物実験で腎臓負荷増大，石灰沈着，貧血 グリセリン脂肪酸エステル：ハムスターで肝臓肥大，発がんの恐れ 蔗糖脂肪酸エステル
	消泡剤	シリコーン樹脂：結膜炎，ラットで精神抑うつ病
3 マーガリン	乳化剤	グリセリン脂肪酸エステル： 　ラットで体重減少，肝重量増加，腎臓石灰化 大豆リン脂質
	酸化防止剤	L－アスコルビン酸： 　成人が6g以上摂取で嘔吐，下痢，頭痛，不眠 ステアリン酸エステル d_1－α－トコフェロール
	着色料	β－カロテン 大豆油，コーン油，ヤシ油，パーム油，魚油などに水素を添加して固形化している 　水素結合が心筋梗塞を誘発すると報告されている
	酸化防止剤のBHA（ブチルヒドロキシアニソール）は発がん物質，BHT（ブチルヒドロキシトルエン）は発がん物質，遺伝毒性があるので添加されているものは注意	
4 漬けもの	調味料	L－グルタミン酸ナトリウム：大量ではしびれ コハク酸2ナトリウム DL－アラニン グリシン

4 漬けもの	酸味料	氷酢酸 クエン酸 乳酸
	甘味料	サッカリンナトリウム：ラットの膀胱がん ソルビトール
	保存料	ソルビン酸カリウム：ラットで体重減少
	着色料	赤色102号： 　動物実験で体重減少，心，肝，腎，甲状腺増大，アレルギー 赤色106号：動物実験で遺伝毒性，染色体異常 黄色4号：動物実験で胃幽門部胃炎，肝腫，人ではじんましん 黄色5号：動物実験で乳頭がん，染色体異常，体重減少，下痢 輸入漬けものは港で野積みされ，かびると，洗って着色して添加物を加えて売るという 漬けものは他の食品に比較して添加物が多い
5 ハム・ソーセージ	発色剤	亜硝酸ナトリウム：体内で発がん物質に変わる ニコチン酸アミド：マウスの実験で腎出血，呼吸麻痺 エリソルビン酸ナトリウム：遺伝毒性，塩分過剰 ソーセージ表面の着色は赤色3号
	調味料	L－グルタミン酸ナトリウム 核酸系調味料（鰹節のうまみなど）
	保存料	ソルビン酸塩：動物実験では肝腫大，成長抑制，亜硝酸と結合して発がん物質
	結着剤	リン酸塩：カルシウム不足，骨粗鬆症 燻煙中のベンツピレン：発がん性
6 かまぼこ	調味料	L－グルタミン酸ナトリウム 核酸系調味料（鰹節のうまみなど）
	結着剤	ポリリン酸塩：動物実験で腎臓負荷増大，石灰沈着，貧血 塩化カルシウム 炭酸カルシウム
	保存料	ソルビン酸塩： 　動物実験で肝腫大，成長抑制，亜硝酸と結合で発がん物質
	酸味料	グルコノデルタラクトン：分解して発がん性
	着色料（赤）	赤色3号，赤色106号，コチニール，紅こうじ，カロテノイド
7 味噌	調味料	L－グルタミン酸ナトリウム コハク酸ナトリウム
	保存料	ソルビン酸塩： 　動物実験で肝腫大，成長抑制，亜硝酸と結合で発がん物質
	漂白剤	次亜塩素酸ナトリウム：体内で亜硝酸を生じ，消化器粘膜刺激， 　ソルビン酸塩と結合して発がん物質
	強化剤	ビタミンA，B_1，B_2，炭酸カルシウム
	着色料	カラメル色素：変異原性

	分類	添加物
8 醤油	調味料	核酸系調味料（5-イノシン酸2ナトリウム　）
	保存料	パラオキシ安息香酸エステル： 　動物実験で肝硬変，肺炎，染色体異常 安息香酸：ラットの実験で過敏状態，尿失禁，けいれん， 　犬の実験で運動失調，てんかん様けいれん，遺伝毒性アルコール 業務用は安息香ナトリウム
	甘味料	サッカリン グリチルリチン酸2ナトリウム：発がん性
	粘着剤	アルギン酸 プロピレングリコール： 　動物実験でふるえ，臓器のうっ血，肝臓，腎臓障害，遺伝毒性
	栄養強化剤	チアミン酸塩
	安定剤	ポリアクリル酸ナトリウム
9 酒	醸造用剤	リン酸2水素カルシウム 硫酸マグネシウム 塩化マグネシウム 硫酸カリウム リン酸ナトリウム，リン酸アンモニウム パントテン酸カルシウム 硫酸塩
	強化剤	リン酸1カルシウム 硫酸カルシウム
	酸味料	乳酸：動物実験で急性出血性胃炎，小腸結腸炎，ヘモグロビン減少 コハク酸
	漂白剤	ピロ亜硫酸カリウム：遺伝毒性，発がんの不安
	調味料	L-グルタミン酸ナトリウム
	アルカリ剤	炭酸ナトリウム
	酸化防止剤	エリソルビン酸塩： 　毒性弱いがラットの実験で突然変異，染色体異常
	木炭，珪藻土	
	*リン酸塩：血中カルシウム減少，骨粗鬆症，過剰摂取は腎，尿細管障害	

日本酒の製造過程で使われる添加物は最終工程で残らないとされているが検査をしないので不明。
ビールも添加物はかなり使われるが表示免除なので不明。
果実酒は着色料にタール系色素が多く使用される（赤色2号，40号，黄色4号，青色1号など）。

（『食物の栄養と毒』保田仁資，高文堂出版社（1998）より引用）

あとがき

　本書は，慶應義塾看護医療学部で行った臨床栄養学講義と慶應義塾女子高等学校の保健の授業で教えた環境問題の「食」に関する部分と内科診療で患者さん達にお話ししていることをもとに書き上げました。

　慶應義塾大学出版会の森脇政子さん，渋川豊子さんは，内容にとても興味を持って下さり，ひとつ書いて送るたびに，「お原稿拝受」の後に，色々な感想を寄せてくれて，それがまた次の原稿の励みになって，私も楽しく書き続けることができました。

　そして，資料を山と送っても，きれいに整理して本の中で見やすいように工夫してくれて，その仕事は並大抵の量ではなかったので，本当に感謝しています。

　イラストは，今風にたくさん入れたかったので，自分でもこんな絵を入れてほしいと注文しました。イラストレーターの花岡わかなさん，デザイナーの宮川なつみさん姉妹は，お姉さんの描いたイラストを妹さんが配置するというコンビで仕事をしてくれて，本の中がとても明るくなりました。有難うございました。

　慶應義塾大学医学部腎内分泌代謝科の伊藤裕教授には，たくさん教えていただき，また資料も提供していただきまして，心よりお礼申し上げます。

ひとつの病気の専門の書は世にたくさん出ていますが，この本をお読みいただいた方はお分かりのように，ある病気にはよくても，別の病気には反対に働く食べ物もあるので，勉強して偏らないような食生活を送らなくてはなりません。この本が参考になれば幸いだと思っています。2008年からの不況の影響もあって，仕事にお弁当を持って行く若い人たちが増えたとの報道がありました。「食」の安全にも関心を持つ人が増えてくれると嬉しいです。

　私が関係し始めた看護師の方々にも参考になるように，専門的な資料もありますが，一般の人が理解する上でも，助けになればいいと思っています。

　巻末の食物と薬の飲み合わせは，薬を服用している患者さんに利用していただければと思います。私の知らない組み合わせもあって，私自身も良い勉強になり，診療にもまた一つ自信が持てるようになりました。その意味でも本を作ってよかったと思っています。

　初版の2009年から2018年まで医学医療は目ざましく進歩しているので重要なことを書き加えて，版を重ねることができました。ご協力いただいた皆様に心より感謝して筆を置きます。

　　　　　2018年8月

　　　　　　　　　　　　　　　　　　　　　　　　　菅沼安嬉子

参考文献

●Ⅰ章　生活習慣病と食べ物の関係

『食事療法シリーズ〈4〉高血圧・心臓病の食事療法』久代登志男
　　　　　　　　　　　　　　　　　　　　　　　　医歯薬出版，2007年
『新訂　目でみるからだのメカニズム』堺　章　　　医学書院，2000年
『病気の地図帳』山口和克　　　　　　　　　　　　講談社，2003年
『高血圧治療ガイドライン2004』日本高血圧学会高血圧治療ガイドライン作
　成委員会　　　　　　　　　　　　　　　　　　日本高血圧学会，2004年
『大人も学ぼう　心と体と病気の知識』菅沼安嬉子
　　　　　　　　　　　　　　　　　　　　　慶應義塾大学出版会，2009年
「特集　高血圧の治療─エビデンスに基づいたアプローチ」，『日本医師会雑
　誌』第137巻8号　　　　　　　　　　　　　　　　日本医師会，2008年
『高血圧治療ガイドライン2009』日本高血圧学会高血圧治療ガイドライン作
　成委員会　　　　　　　　　　　　　　　　　　日本高血圧学会，2009年
『動脈硬化性疾患予防ガイドライン 2007年版』　日本動脈硬化学会，2007年
『食事療法シリーズ〈5〉高脂血症・動脈硬化症の食事療法』石川俊次
　　　　　　　　　　　　　　　　　　　　　　　　医歯薬出版，2007年
『高血圧症動脈硬化症の生活ガイド』中村治雄　　　医歯薬出版，1999年
「高脂血症の診断と治療」，『東京都医師会雑誌』平野勉
　　　　　　　　　　　　　　　　　　　　　　　　東京都医師会，2007年
『新しい診断と治療のABC　高脂血症』山下静也　　最新医学社，2003年
『新カラーガイド食品成分表（改訂版第3版）』新しい食生活を考える会
　　　　　　　　　　　　　　　　　　　　　　　　大修館書店，2008年
「特集　食と生活習慣病」，『日本医師会雑誌』第136巻12号
　　　　　　　　　　　　　　　　　　　　　　　　日本医師会，2008年
『低インシュリンダイエットの本』永田孝行　　　　朝日新聞社，2002年
『糖尿病治療ガイド2004-2005』　　　　　　　　　　文光堂，2004年
『食品交換表（第6版）』日本糖尿学会編　　　　　　文光堂，2003年
「日本医師会生涯教育講座　メタボリックシンドロームと2型糖尿病の気に

なる関係」,『東京都医師会雑誌』河盛隆造　　　　　東京都医師会，2007年
「糖尿病診療マニュアル」,『日本医師会雑誌特別号』第130巻8号　村勢敏郎,
　　岩本安彦他監修　　　　　　　　　　　　　　　　日本医師会，2003年
『食事療法シリーズ〈6〉糖尿病の食事療法』鈴木吉彦　医歯薬出版，2007年
「Metabolic Syndrome ─内臓脂肪症候群の病態と動脈硬化」,『日本医師会雑
　　誌』船橋徹　　　　　　　　　　　　　　　　　　日本医師会，2005年
「PPARγとアディポカインについて」,『日本医師会雑誌』第135巻2号　門脇孝
　　　　　　　　　　　　　　　　　　　　　　　　　日本医師会，2006年
「新しい肥満の判定と肥満症の診断基準について」,『東京都医師会雑誌』
　　池田義男　　　　　　　　　　　　　　　　　　　東京都医師会，2002年
「肥満と食事」,『生活習慣病の実態と予防』中村丁次
　　　　　　　　　　　　　　　　　　　　　MEDICO 協和発酵，2000年
「メタボリックシンドロームにおける脂質代謝異常とその治療」,『東京都医
　　師会雑誌』　平野勉　　　　　　　　　　　　　　東京都医師会，2007年
「メタボリックシンドローム up to date」,『日本医師会雑誌』第136巻特別号（1）
　　岩本安彦，山田信博監修　　　　　　　　　　　　日本医師会，2007年
『食事療法シリーズ〈7〉肥満症・痛風の食事療法』井上修二・西岡久寿樹
　　　　　　　　　　　　　　　　　　　　　　　　　医歯薬出版，2007年
「日本医師会生涯教育講座　メタボリックシンドローム」,『東京都医師会雑誌』
　　　　　　　　　　　　　　　　　　　　　　　　　東京都医師会，2007年
『高尿酸結晶と痛風─特集痛風，高尿酸結晶の多面性』
　　　　　　　　　　　　　　　　　　　　　メディカルビュー社，2000年
『腎臓病食品交換表（第6版）』浅野誠一，吉利和監修　医歯薬出版，2002年
「糖尿病性腎症の治療」,『東京都医師会雑誌』高橋千恵子
　　　　　　　　　　　　　　　　　　　　　　　　　東京都医師会，2003年
「糖尿病性腎症の治療最前線　低蛋白食とACE 阻害剤」,『東京都医師会雑誌』
　　早川弘一　　　　　　　　　　　　　　　　　　　東京都医師会，2002年
「腎・泌尿器疾患診療マニュアル」,『日本医師会雑誌』第136巻特別号（2）
　　　　五十嵐隆，鈴木洋通監修　　　　　　　　　　日本医師会，2007年
『食事療法シリーズ〈3〉腎臓病の食事療法』富野康日己

医歯薬出版，2007年
「特集　慢性腎疾患」，『日本医師会雑誌』第134巻12号　日本医師会，2008年
『新臨床内科学（第7版）』高久史麿，尾形悦郎監修　　医学書院，1999年
『骨粗鬆症の予防と治療ガイドライン（2015年版）』骨粗鬆症の予防と治療ガイドライン作成委員会　　　　　　　　　　ライフサイエンス出版，2015年
『骨粗鬆症　診断・予防・治療ガイド』中村利孝監修
　　　　　　　　　　　メディカル・サイエンス・インターナショナル，2007年
『最新がん全書』末舛惠一監修　　　　　　　　　世界文化社，1991年
『メディカル用語ライブラリー「癌」』垣添忠生，関谷剛男　羊土社，1996年
『食習慣とがん』津金昌一郎　　　　　　　　日本医師会雑誌，2008年
『がんの疫学』田島和雄，古野純典編　　　　東京大学出版会，2006年
『がんになる人ならない人　科学的根拠に基づくがん予防』津金昌一郎
　　　　　　　　　　　　　　　　　　　　　　　　　講談社，2004年
『10代からのがん予防』井上政樹　　　　　　　　NHK出版，2007年
『抗加齢医学入門』米井嘉一　　　　　　　慶應義塾大学出版会，2004年
『がんを防ぐ「食」の本』津金昌一郎，米井嘉一，田島和雄
　　　　　　　　　　　　　　　　　　　　　　オレンジページ，2006年
「特集　新しいがん診療体制の構築をめぐって」，『日本医師会雑誌』第137巻2号　　　　　　　　　　　　　　　　　　　　日本医師会，2008年

●Ⅱ章　消化器病と食べ物の関係

『新訂　目でみるからだのメカニズム』堺章　　　　医学書院，2007年
『胃潰瘍診療ガイドライン第2版』胃潰瘍ガイドラインの適応と評価に関する研究班　　　　　　　　　　　　　　　　　じほう，2007年
「特集　上部消化管疾患における診断・治療・予防の最近のトピックス」，『日本医師会雑誌』第135巻2号　　　　　日本医師会，2006年
『M・P・「食道，胃・十二指腸疾患」』　　　　　　　文光堂，2006年
『食事療法シリーズ〈1〉胃腸病の食事療法』中村孝司　医歯薬出版，2007年
『病気の地図帳』山口和克　　　　　　　　　　　　講談社，2003年
『胃・十二指腸潰瘍／逆流性食道炎お助けガイドブック』佐藤信紘監修

株式会社トーレラザール・マッキャン，2001年
『アルコール医療入門』白倉克之，丸山勝也　　　　新光医学出版社，2003年
「肝疾患診療マニュアル」，『日本医師会雑誌　特別号』第122巻8号
　　　　　　　　　　　　　　　　　　　　　　　　　　　日本医師会，1999年
『肝臓・胆のう・膵臓の食事療法』　　　　　　　　　医歯薬出版，2007年
『M・P・「B型・C型ウイルス肝炎」』　　　　　　　　　文光堂，2008年
「B型およびC型肝炎の最新治療と今後の展望」，『日本医師会雑誌』小俣政男
　　　　　　　　　　　　　　　　　　　　　　　　　　　日本医師会，2007年
『大人も学ぼう　心と体と病気の知識』菅沼安嬉子
　　　　　　　　　　　　　　　　　　　　　　　慶應義塾大学出版会，2009年
『肝癌を視野に入れた肝炎の日常診療』小俣政男
　　　　　　　　　　　　　　　　　　　　　日本メディカルセンター，1995年
『親臨床内科学（第7版）』高久史麿，尾形悦郎監修　　　医学書院，1999年
「知っておきたい食中毒A－Z」，『臨床栄養』　　　　　医歯薬出版，1999年
『笑うカイチュウ』藤田紘一郎　　　　　　　　　　　　　　講談社，1996年
『空飛ぶ寄生虫』藤田紘一郎　　　　　　　　　　　　　　　講談社，1996年
『厚生の指標臨時増刊　国民衛生の動向』　　　　　　厚生統計協会，2008年

●Ⅲ章　食事が関係する血液の病気

『親臨床内科学（第7版）』高久文麿，尾形悦郎監修　　　医学書院，1999年
『大人も学ぼう　心と体と病気の知識』菅沼安嬉子
　　　　　　　　　　　　　　　　　　　　　　　慶應義塾大学出版会，2009年
『新訂　目でみるからだのメカニズム』堺　章　　　　　医学書院，2000年
『新カラーガイド食品成分表（改訂版第3版）』新しい食生活を考える会
　　　　　　　　　　　　　　　　　　　　　　　　　　大修館書店，2008年
『GOOD SCIENCE・BETTER NUTRITION/USA（日本語版）』五十嵐衞，2001年
「貧血患者へのアプローチ」，『日本医師会雑誌』第137巻6号
　　　　　　　　　　　　　　　　　　　　　　　　　　　日本医師会，2008年
『食物アレルギーの手びき』馬場實，中川武正編　　　　　　南江堂，2006年
『病気がみえる〈5〉血液』　　　　　　　　　　　　メディックメディア，2008年

『食物アレルギー診療ガイドライン2005年』日本小児アレルギー学会
　　　　　　　　　　　　　　　　　　　　　協和企画，2005年
「特集ラテックスアレルギー」，『皮膚アレルギーフロンティア』
　　　　　　　　　　　　　　　　　　　メディカルビュー社，2004年
「特集食物アレルギー」，『皮膚アレルギーフロンティア』
　　　　　　　　　　　　　　　　　　　メディカルビュー社，2005年
「特集アナフィラキシー」，『皮膚アレルギーフロンティア』
　　　　　　　　　　　　　　　　　　　メディカルビュー社，2007年
「わかりやすい免疫疾患」，『日本医師会雑誌』第134巻特別号（1）　宮坂信之監修　　　　　　　　　　　　　　　　　　　　日本医師会，2005年

●Ⅳ章　アンチエイジングはみんなの夢

「エイジングの基礎」内藤裕二，『アンチエイジング医学』吉川敏一編
　　　　　　　　　　　　　　　　　　　　診断と治療社，2006年
「生活習慣とエイジング」市川寛，『アンチエイジング医学』吉川敏一編
　　　　　　　　　　　　　　　　　　　　診断と治療社，2006年
『抗加齢医学入門』米井嘉一　　　　　慶應義塾大学出版会，2004年
『アルツハイマー病』田平武編　　　　　　　　最新医学社，2004年
『養生訓　全現代語訳（第37刷）』貝原益軒著，伊藤友信訳
　　　　　　　　　　　　　　　　　　　　講談社学術文庫，2004年
『メタボエイジング——ミトコンドリア機能からのアプローチ』伊藤裕
　　　　　　　　　　　　　　　炎症と免疫 Vol.16 no.1　2008年
『エビデンスに基づくハーブ＆サプリメント事典』橋詰直孝監訳
　　　　　　　　　　　　　　　　　　　　　　大修館書店，2008年
『ビタミン・サプリメント』橋詰直孝編著　　　医歯薬出版，2008年
『食　Up to Date』松田覚編集　　　　　　　　　金芳堂，2005年
『新カラーガイド食品成分表（改訂版第3版）』新しい食生活を考える会
　　　　　　　　　　　　　　　　　　　　　　大修館書店，2008年
「健康食品による健康被害」，『ANTI-AGING-MEDICINE（別冊）』内藤裕史
　　　　　　　　　　　　　　　　　　　　　　　　　　　　2007年

「今話題のトクホ　生活習慣病予防の効果とは」,『日経ビジネス―特別版』

　　　　　　　　　　　　　　　　　　　　　　　　　　　日経BP社，2005年

『特集　サプリメントと患者の遭遇』高志昌宏，亀甲綾乃

　　　　　　　　　　　　　　　　　　　　　　　　日経メディカル，2000年

「小特集　臨床医のための栄養学」,『日本医師会雑誌』第126巻6号

　　　　　　　　　　　　　　　　　　　　　　　　　　日本医師会，2001年

『数字に見る医療と医薬品2008』　　　　アステラス製薬株式会社，2008年

『内分泌・代謝学』寺本民生，片山茂裕編集　メディカルビュー社，2005年

●V章　環境汚染も考えた食生活

『食物の栄養と毒』保田仁資　　　　　　　　　　高文堂出版社，1998年

『食　Up to Date』松田覚編集　　　　　　　　　　　　金芳堂，2005年

『新カラーガイド食品成分表（改訂版第3版）』新しい食生活を考える会

　　　　　　　　　　　　　　　　　　　　　　　　　　大修館書店，2008年

『沈黙の春』レイチェル・カーソン，青樹築一訳　　　新潮文庫，1974年

『奪われし未来（増補改訂版）』シーア・コルボーンほか，長尾力訳

　　　　　　　　　　　　　　　　　　　　　　　　　　　　翔泳社，2007年

『高等学校改訂版　保健体育』　　　　　　　　　　第一学習社，2008年

索　引

あ行

アウトグロー　153
亜鉛　166, 170, 183, 217
アオコ　197
アガリクス　185
悪性貧血　138
悪玉コレステロール　13, 15, 167
亜硝酸塩　73, 79, 221
アスコルビン酸　182
アスベスト（石綿）　77
アスペルギルス・フラブス　118, 193
アセトアルデヒド　97, 100
アデニン　45
アトピー性皮膚炎　145, 152, 153
アドレナリン　24
アナフィラキシー　154
アナフィラキシーショック　145, 155
アニサキス　126, 128
アニリン色素　77
アフラトキシンB_1　73, 75, 118, 193
アマメシバ　185
アミグダリン　125
アミノ酸　38, 105, 180
アミラーゼ　221
誤り蓄積仮説　161
アラクロール　199
亜硫酸ナトリウム　221
アルカロン　187
アルキルフェノール　199
アルギン酸　79, 221
アルコール　66, 77, 96
　――性肝硬変　102
　――脱水素酵素　98
　――分解酵素　98
アルコキシルラジカル　183
アルデヒド脱水素酵素　97, 98, 100
アルドステロン　6, 24

コルチゾール　24
アレルギー　144
　――性結膜炎　152
　――性鼻炎　146, 152
　――体質　148
　――の発生機序　147
　――の分類　145
　――マーチ　152, 153
アレルゲン　147, 149
アンギオテンシン　6
アンギオテンシン変換酵素　6
アンチエイジング　160
アンチエイジング仮説　162
アントシアニン　81, 168
アンモニア　87, 88
胃MALTリンパ腫　91
胃液の働き　88
胃潰瘍　87, 91
胃がん　74, 75, 76, 77, 91
胃結腸反射　113
委縮性胃炎　89
異常プリオン　211
胃食道逆流症　87, 92
石綿（アスベスト）　72, 75
イソチオシアネート　79
イソフラボン　79, 81, 168
イソロイシン　103
イタイイタイ病　192
一重項酸素　163, 164, 165
一酸化炭素　65
　――中毒　137
一酸化窒素　163
イニシエーター　69, 75
胃粘膜上皮細胞　88
イノシン酸ナトリウム　221
陰茎がん　75
インスリン　23, 24, 28, 104
インスリン抵抗性糖尿病　24, 33
インターフェロン　71, 104
インターロイキン　91

咽頭がん　77
喉頭がん　77
陰嚢がん　71, 75
ウイルス　70, 71
ウエスト周囲径　36
ウェルシュ菌　120, 123
ウコン　185
牛海綿状脳症　210, 211
ウレアーゼ　87
栄養機能食品　178
栄養強化剤　221
栄養補助食品　175, 179
エキノコッカス　126
エコーウイルス　115
エステルガム　221
エストロゲン製剤　77
エタノール　97
エピネフィリン注射
　　（エピペン）　155
エリスロポエチン　52
エリソルビン酸　221
エリテマトーデス　145
塩化マグネシウム　185, 221
塩酸　87, 88, 91
エンジ虫　220
エンテロウイルス　115
エンテロキナーゼ　104
エンテロトキシン　123
塩　74, 75
黄疸　185
沖縄ショック　169
オクラトキシン　73
オゾン層　70
オッディ括約筋　106
主なビタミン・ミネラル一覧表　182
オリゴペプチド　186
オルトフェニルフェノール　221
オレイン酸　169

か行

外因性脂肪　18
回虫　126
潰瘍性大腸炎　115, 116
カイロミクロン　15, 16
カカオマスポリフェノール　168
核酸　45
拡張期血圧　36
過酸化脂質　75, 76, 77
過酸化水素　163, 164
家族性脂質異常症　21
カタラーゼ　98, 164, 170, 221
褐色細胞腫　3, 23
活性酸素　79, 80, 91, 100, 162, 163
カテキン　79, 80, 168, 186
カテコールアミン　90
カドミウム米　192
カバ　185
過敏性腸症候群　113, 115, 116
カフェイン（抽出物）　221
カプサイシン　29, 73
花粉症　145
カラシレンコン事件　122
カリウム　7, 10, 54, 183
カルシウム　57, 183
　——吸収阻害物質　64
　——所要量　62
　——1日必要量　61
カルシフェロール　182
カルボキシペプチダーゼ　104
肝移植　185
肝炎ウイルス　103
肝炎の種類　103
環境ホルモン　198, 199, 216
肝硬変　75, 99, 100, 185
幹細胞　134
間質性腎炎　48
肝静脈閉塞症　185
肝性昏睡　100
肝臓がん　75, 77
腎臓がん　77
腎臓結石　118
がんの発生要因　68

カンピロバクター　121
肝不全　186
甘味料　221
がん予防の15カ条　78
器質性便秘　113
キシリトール　221
寄生虫　118, 126, 208
キトサン　186
機能性食品　179
キモトリプシン　104
キャッスル内因子　88
球状赤血球症　138
急性肝炎　102
急性腎炎　27, 53
急性腎不全　53
急性膵炎　105
急性尿細管壊死　185
吸入性アレルゲン　149
狂牛病　210, 211
蟯虫　126, 127
拒絶反応　145
キラーT細胞　145, 146
グアニン　45
クエン酸　221
クッシング症候群　3, 23
クッシング病　3
クマザサエキス　187
クランベリージュース　187
グリコーゲン　39
グリセミック・インデックス(GI値)
　　29, 32
グリセリン　221
グリセロール　15, 105
グルカゴン　24
グルタチオンペルオキシダーゼ
　　164
グルタミン酸Na　10
クロイツフェルド・ヤコブ病　211
クロトン草　71, 75
クロトン油　70
グロビン　136
黒星病　207
クロム　77, 164, 183, 186

クロレラ　186
経口伝染病　103, 119
経口トレランス　150
経口避妊薬　75
痙攣性便秘　112, 113
血球の生成系統　134
血中脂質の役割　14
血糖上昇ホルモン　24
血便　116, 124
血友病　61
下痢　110, 115
ゲルマニウム　186
嫌気性菌　122, 123
健康機能食品法　178
健康食品　179
検証的試験　176
原発性アルドステロン症　3
倹約遺伝子　22, 40
高血圧治療ガイドライン2009　4
抗加齢医学　161
高カロリー食　75, 77
交感神経　90, 114
好気性菌　122
高血圧　2, 3, 217
抗酸化脂質　81
　——ビタミン　19
　——物質　164
好酸球性肺炎　186
高脂肪食　77
甲状腺がん　77
甲状腺ホルモン　24
合成抗菌剤　208
合成添加物　219
合成保存料　219
広節裂頭条虫　126, 127
光線過敏症　185
高代謝回転期　60
光沢剤　221
高トリグリセライド血症　36
香料　221
コエンザイムQ10　164, 165
コールタール　71, 75
呼吸中枢　107

呼吸麻痺　125
国立衛生研究所　177
コチニール　220
骨芽細胞　60
骨吸収　59
骨形成　59
骨髄不全　138
骨粗鬆症　57
コプラナーポリ塩化ビフェニール
　　（コプラナ PCB）　214
ゴマリグナン　81, 168
コレシストキニン　106
コレステロール　14, 16
コレラ　115, 119
コンフリー　185

さ行

サイカシン　75
細菌型食中毒　119
最大無作用量　219
サイトカイン　91, 147
サイトトキシン　91
細胞免疫アレルギー　145
細胞融解型アレルギー　145
サイレントキラー　4
ササロン　187
サッカリン　75, 76
サッカリンナトリウム　221
さなだ虫　127
サプリメント　175
サプレッサー T 細胞　145, 146, 150
サラセミア　138
サリン　122
サルモネラ菌　120
酸塩基平衡　51
酸化コレステロール　14
酸化ストレス仮説　162
酸化防止剤　221
酸味料　221
残留塩素濃度　171
残留農薬　207
次亜塩素酸ナトリウム　221

シアノコバラミン　221
シェーグレン症候群　110
紫外線　70, 75, 77
弛緩性便秘　112
子宮筋腫　140
子宮頸がん　71, 75, 77
糸球体腎炎　3, 145
脂質　40
脂質異常症　21
自然寛解　152
自然毒　125
実験がん　72
死の四重奏　34
市販後臨床試験　176
ジペプチド　105
ジベンゾアントラセン　75
脂肪肝　100, 102
脂肪酸　15, 105, 169
脂肪親和性　209
脂肪性肝炎　100, 102
ジメチルニトロソアミン　73
ジメチルフェノール　199
習慣性便秘　112, 113
シュウ酸塩　185
シュウ酸カルシウム　185
収縮期血圧　36
主細胞　88
受精率　200
小球性貧血　138
硝酸カリウム　221
脂溶性ビタミン　40, 181
食塩感受性者　3, 7
喰細胞　145
食餌性抗原　152
食事誘導性熱産生　29, 39
食生活でのがん予防14カ条　81
食中毒　118, 119, 219
食道括約筋　92
食道がん　75, 77, 99
食道静脈瘤　100
食品医薬品局（FDA）　177
食品交換表　33
食品添加物　219

食物依存性運動誘発アナフィラ
　　キシー　155
植物防衛タンパク　154
食物アレルギー　148
食物繊維　7, 10, 79, 81
食物連鎖　214, 216
女性ホルモン　58, 65
蔗糖　105
腎盂腎炎　3
腎炎　51, 53
心筋梗塞　4, 94
人工透析　25, 27, 47
腎透析　51
腎動脈硬化症　3
シンドローム X　34
腎不全　27, 186
蕁麻疹　145, 148, 152, 153
膵アミラーゼ　104
膵液　111
水銀　202, 214, 217
膵臓がん　77
水道水による栄養素の損失　171
水溶性アルギン酸　7
水溶性食物繊維　79
水溶性ビタミン　181
スーパーオキシド　163, 164
スーパーオキシドジスムターゼ
　　（SOD）　164, 170
スカベンジャー　163, 165
スギ花粉症　148
スクレイピー病　211
スチレン　199
ステリグマトシステン　73
ストレス病　116
正球性貧血　138
成人 T 細胞白血病　75
成長ホルモン　24, 75
生物濃縮　216
世界がん研究基金　78
脊椎圧迫骨折　57
赤痢　111, 115, 119
セサミン　81, 168
セサモリン　81, 168

索引　261

赤血球　134
摂取許容量　219
接触性皮膚炎　145
セベソ　214
旋毛虫　126, 128
セルロース　79
セレン　164, 166, 170, 183
セロトニン　147
腺細胞　88, 90
喘息　145, 152, 153
善玉コレステロール　13
前立腺がん　200
増殖促進物質　69
即時型アレルギー　145
ソラニン　125
ソルビトール　221
ソルビン酸　221

た行

タール　77
ダイエット　37
ダイオキシン　72, 75, 198, 199, 200, 203, 214, 216
大球性貧血　138
大腿骨近位部骨折　57
大腿動脈塞栓症　187
大腸がん　75, 76, 77, 112
大腸ポリープ　80
大動脈炎症候群　3
大動脈瘤　5
クウリン　217
唾液　110, 111
多価不飽和脂肪酸　169
多段階発がん説　69, 70
タバコ　65, 67, 77
単価不飽和脂肪酸　169
単球　14, 134, 145
探索的臨床試験　176
炭酸カリウム（無水）　221
炭酸水素ナトリウム　221
胆汁　92, 111
胆汁酸　75, 76
炭水化物　39

胆石　77, 105
単糖類　39, 105
胆嚢　86, 105
胆嚢がん　77
タンパク質　38
　　――の目安　180
ダンピング症候群　93
チアミン　182
地球温暖化　216
窒素肥料　73
チトクロームP450　79
着色料　221
中性脂肪　14, 15, 16, 40, 48, 107
腸炎ビブリオ菌　120, 121
腸管出血性大腸菌O-157　124
朝鮮人参　187
食中毒菌　115
鎮痙剤　115
痛風　44, 51
　　――遺伝子　45
　　――関節炎　48
　　――結節　48
低HDLコレステロール血症　36
低インスリン血症　166
鉄　170, 183
鉄欠乏性貧血　140
テトロドトキシン　125
テロメア　161
伝染性単核症　71, 75
天然添加物　219
銅　166, 170, 183
動・植物性アレルゲン　149
糖脂質　40
糖質　39
糖尿病　22, 23, 104, 167
　　――診断基準　25
　　――性腎症　51
糖負荷試験　25
動脈硬化　167
ドクダミ　185
特定保健用食品（トクホ）　176, 178, 179
特発性血小板減少性紫斑病　145

特別用途食品　179
トリハロメタン　197, 200
トリプシノーゲン　104
トリプシン　104
トリプトファン　186

な行

ナイアシン　182
内因性脂肪　18
内臓脂肪　16, 18
内臓脂肪型（リンゴ型）肥満　35
ナトリウム（Na）　6, 7
鉛　202
にがり　185
二級アミン　73, 74, 77, 79
肉骨粉　211
ニコチン　65
ニコチン酸　182
二酸化硫黄　221
二次性高血圧　3
二重盲検比較試験　175
26ショック　169
二段階発がん説　70
二糖類　39
ニトロソアミン　75, 79
ニトロピレン　75
乳化剤　221
乳がん　75, 76, 77, 200
乳酸　46, 221
乳酸ナトリウム　221
乳児湿疹　152
乳糖　105
尿酸　45
尿毒症　124
尿路結石　48
妊娠に伴う高血糖　23
猫海綿状脳症　211
ネフローゼ症候群　53
脳梗塞　2, 4, 5
脳出血　2, 8
脳腫瘍　3, 128
嚢胞腎　3
農薬　202, 216

ノニフェノール 199
ノルアドレナリン 24
ノロウイルス 115, 119, 120, 124

は行

バーキットリンパ腫 71, 75
ハーバード大学健康ガイドライン 101
肺移植 185
肝がん 104
肺がん 74, 75, 77
肺吸虫 126
ハイドロキシアパタイト 60
排卵誘発剤 75
麦芽糖 105
白内障 26
破骨細胞 60
バセドー病 3, 23
白血病 71, 75, 77
バニリン 221
ハマダラ蚊 203
パラチオン 204
バリン 103
バレット食道 94
パンクレオチミン 106
半透膜 27
パントテン酸 182
鼻咽頭がん 75
ビオチン 182
皮下脂肪型（洋ナシ型）肥満 35
ヒスタミン 147
ビスフェノール 199
ヒ素 77, 202
ビタミンA 79, 164, 165, 170
ビタミンB2 164, 165, 170
ビタミンC 74, 79, 165, 170, 185
ビタミンD 63, 65, 164
ビタミンE 79, 81, 164, 165, 170, 221
ビタミンK 63, 65
必須アミノ酸 38
ヒトパピローマウイルス 71, 75, 77

ヒドロキシラジカル 163, 164
皮膚がん 77
非ヘム鉄 140, 142
肥満細胞 147
肥満症 35
漂白剤 221
ピリドキシン 182
ピロリ菌 77, 87, 91
貧血 135, 138
フィロキノン 182
富栄養化 197
フェオフォルバイド 185
フェノール水酸基 80
フェリチン 141
不感蒸泄 111
フキノトキシン 75
副交感神経 116
副細胞 88, 90
プタキロサイト 75
フタル酸エステル 199
ブチルフェノール 199
不適合輸血 145
プテロイルグルタミン酸 182
ブドウ球菌 122
不妊症 200
不飽和脂肪酸 169, 213
フミン質 197
不溶性食物繊維 79
プラーク 4, 14, 17
フリーラジカル 100, 106, 163
プリン体 45, 46
プロスタグランディン 90
プロトロンビン 187
プロモーター 69, 75
プロラクチン 24
分岐鎖アミノ酸 102
平均寿命 57
米国がん研究財団 78
閉塞性細気管支炎 185
ペクチン 79, 221
ヘテロサイクリックアミン 75
ペプシノーゲン 88
ペプシン 87, 88, 91, 104

ヘミセルロース 79
ヘム鉄 136, 140, 142
ヘモグロビン 66, 135, 137
ヘモジデリン 141
ヘリコバクター・ピロリ 87
ヘルパーT細胞 145
ベロ毒素 124
ベンツピレン 75
便秘 110
旁（壁）細胞 88
防カビ剤 221
膀胱がん 75, 76, 77
放射線 67, 68, 69, 75, 77
膨張剤 221
飽和脂肪酸 169, 213
保健機能食品 178
保健食品管理法 178
ポストハーベスト 203
保存料 221
ボツリヌス菌 122
ポリ塩化ジベンゾパラダイオキシン（PCDD） 214
ポリ塩化ジベンゾフラン（PCDF） 214
ポリフェノール 80, 81, 164, 168, 170, 206
ポリペプチド 105
ポリリン酸カリウム 221
ホルモン剤 208
ホルモン補充療法 59, 75, 200
本態性高血圧 3

ま行

マグネシウム 183
マクロファージ 14, 17, 134, 145, 146
末端肥大症 23
マラリア 203
マルトース 105
マンガン 164, 166, 170, 183
慢性アルコール中毒 99
慢性肝炎 75
慢性腎炎 27, 53

慢性膵炎　115, 116
ミオグロビン　141
味覚障害　217
ミクロソームエタノール酸化酵素系　98
ミツロウ　221
ミトコンドリア　100, 136, 166
ミドリサンゴ　71, 75
水俣病　192, 217
無(低)トランスフェリン血症　138
無菌豚　212
無鉤条虫　126, 128
メタノール　104
メタボエイジング仮説　162, 167
メタボ検診　35
メタボリックシンドローム　24, 34, 36
メタボリックドミノ　34, 42
メチル水銀　192
メナキノン　182
芽胞　123
メラミン　118
免疫寛容　150
免疫グロブリン　150
免疫系　144
免疫複合体　145
モノクロラミン　91
モリブデン　183

や行

薬剤性肝障害　185
有機塩素系農薬　202
有機農法　196
有棘顎口虫　126, 127
有機リン系農薬　202
有鉤条虫　126, 128
遊離脂肪酸　14
脂溶性ビタミン　19
溶血性貧血　138, 145
葉酸　182
養殖魚　216
ヨウ素　183

ら行

ラクトース　105
ラテックスアレルギー　153, 154
ラブ・カナル　214
ランゲルハンス島 β 細胞　23
リウマチ　145
リグニン　79
リコピン　79, 168, 206
リノール酸　169
リパーゼ　92, 104
リポタンパク　16
リボフラビン　182
リモデリング　60
リン　183, 197
リン脂質　14, 40
臨床薬理試験　176
リンパ球　134, 146
ルテオスキリン　73
レシチン　221
レスベラトロル　168
レチノール　79, 182
レモン精油　221
ロイコトリエン　147
ロイシン　103
老化プログラム仮説　161
老化防止ビタミン　165
労災二次健診　34
老年医学　161
ロタウイルス　115

わ行

ワクチン　208
ワーファリン　186

ABC

α-トコフェロール　182
α リノレン酸　169
β カロチン　79, 182
β グルカン　81
ALT（GPT）　102
AST（GOT）　102
ATL（成人 T 細胞白血病）　77
ATL ウイルス　75
ATP（アデノシントリフォスフェート）　29, 136
A 型肝炎　103
BHC　202, 203, 209
BMI（Body Mass Index）　35
B 型肝炎　70, 104
B 型肝炎ウイルス　75
B 細胞　134, 145
C 型肝炎　71, 77
DDT　199, 202, 203, 209
DHA（ドコサヘキサエン酸）　81, 168, 169, 213, 217
DIT（diet inducedthermogenesis）　29, 39
DNA（desoxyribonucleic acid）　45, 46, 67
DSHEA（Dietary Supplement, Health and Education Act）　177
EB（Epstein-Barr）　71, 75
EPA（エイコサペンタエン酸）　81, 168, 169, 213
HDL　13, 15, 16
IDL　15, 16, 17
IgE　150
IgE 抗体　147, 156
L－グルタミン酸ナトリウム　221
LDL　13, 15, 16, 17, 167
n－3系脂肪酸　168
NOx　75
NR（Nutritional Representative）　181
NSAID（エヌセード）　90
ODA（政府開発援助）　193
PCB（ポリ塩化ビフェニール）　192, 198, 199, 216
pH（ペーハー）　87
pH 調整剤　221
PPAR γ　23
QOL（Quality of life）　110
S 状結腸　86
TCA サイクル　29, 136
T 細胞　134
VLDL　15, 16, 17

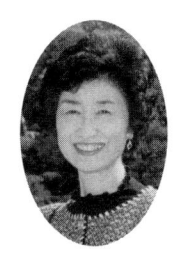

菅沼安嬉子（すがぬま　あきこ）
1943年東京に生まれる。
1968年慶應義塾大学医学部卒業・内科学教室入室。
1968－1975年慶應義塾大学医学部内科学教室在籍。
1985－2000年までの15年間、慶應義塾女子高等学校保健講師。
2003－2018年まで慶應義塾大学看護医療学部講師（健康論、栄養学）。
現在、菅沼三田診療所副院長。内科認定医、認定産業医。
慶應連合三田会会長。
慶應義塾評議員。慶應医学会評議員。
慶應義塾大学医学部生涯教育セミナー副委員長。
慶應義塾大学医学部三四会顧問、評議員。
幼医会会長。

正しく食べて健康に生きよう

2009年11月5日　初版第1刷発行
2021年4月22日　初版第3刷発行

著　者―――――菅沼安嬉子
発行者―――――依田俊之
発行所―――――慶應義塾大学出版会株式会社
　　　　　　　〒108-8346　東京都港区三田2-19-30
　　　　　　　TEL　〔編集部〕03-3451-0931
　　　　　　　　　　〔営業部〕03-3451-3584〈ご注文〉
　　　　　　　　　　〔　〃　〕03-3451-6926
　　　　　　　FAX　〔営業部〕03-3451-3122
　　　　　　　振替　00190-8-155497
　　　　　　　https://www.keio-up.co.jp/
装　丁―――――宮川なつみ
イラスト――――花岡わかな
印刷・製本―――港北出版印刷株式会社
カバー印刷―――株式会社太平印刷社

©2009 Akiko Suganuma
Printed in Japan　ISBN 978-4-7664-1672-5

慶應義塾大学出版会

大人も学ぼう
心と体と病気の知識

菅沼安嬉子 著

人間の体をとりまく環境は変化し続けている中で、診療のかたわら産業医も務める著者が、健康に生きるために、これだけは知っておきたい心・体・病気の知識をまとめたコンパクトな家庭の医学。

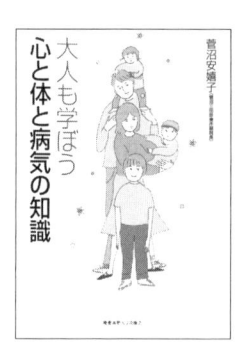

A5判／並製／338頁
ISBN978-4-7664-1594-0
C0047
本体2,500円

◆目次◆
第1章 脳の話と心の問題
1. 脳の話——脳は体の司令塔
2. 心の問題——欲求と欲求不満を知って上手に生きよう
3. 心身の相関——ストレスへの対処

第2章 呼吸循環と応急処置
1. 呼吸器系
2. 循環系
3. 応急処置

第3章 血液・エイズ・アレルギー
1. 血液のしくみと病気
2. エイズ
3. アレルギー

第4章 消化器の病気と危険な食べ物
1. 消化にかかわる臓器
2. 危険な食べ物——食品衛生

第5章 がん

第6章 女性の体
1. 女性の体のしくみ
2. 妊娠
3. 赤ちゃんの育て方

表示価格は刊行時の本体価格(税別)です。